当我们谈论爱与性

Talking about love & sex

李银河问答集

李银河——著

北京时代华文书局

图书在版编目（CIP）数据

当我们谈论爱与性：李银河问答集/李银河著 .—— 北京：北京时代华文书局，2022.7
ISBN 978-7-5699-4611-6

Ⅰ.①当… Ⅱ.①李… Ⅲ.①性知识—问题解答 Ⅳ.①R167-44

中国版本图书馆 CIP 数据核字 (2022) 第 069149 号

拼音书名｜DANG WOMEN TANLUN AI YU XING：LI YINHE WENDA JI

著　　者｜李银河

出 版 人｜陈　涛
选题策划｜胡　家　徐小凤
责任编辑｜周海燕
执行编辑｜徐小凤
责任校对｜薛冶
封面设计｜YuuTarou
版式设计｜贾静洁
责任印制｜訾　敬

出版发行｜北京时代华文书局 http://www.bjsdsj.com.cn
　　　　　北京市东城区安定门外大街 138 号皇城国际大厦 A 座 8 层
　　　　　邮编：100011　电话：010－64263661　64261528
印　　刷｜三河市航远印刷有限公司　0316-3136836
　　　　　（如发现印装质量问题，请与印刷厂联系调换）
开　　本｜880 mm×1230 mm　1/32　印　张｜10.5　字　数｜221 千字
版　　次｜2023 年 4 月第 1 版　　印　次｜2023 年 4 月第 1 次印刷
成品尺寸｜145 mm×210 mm
定　　价｜59.80 元

序言

　　这本书是我回答读者提问的一个辑录。多年来，我在许多场合回答过读者大量的问题，这本书分类整理了这些回答，其中绝大多数问题是围绕着我的性学研究提出的。

　　常有人问我：为什么要研究性？一开始我并不在意，人们问得多了，也引得我自己不得不扪心自问：我究竟为什么要研究性呢？

　　答案是，在中国搞性的研究有一点冒险犯难的挑战感觉，有一点越轨犯规的淘气感觉，外加一点"先锋派"的叛逆感觉。然而说到真正的原因还要追溯到我生长的环境。我属于20世纪50年代出生、60年代进入青春期、70年代谈婚论嫁的一代人。那30年，"性"这个东西在中国是一个怪物。在所有公开的场合，它从不在场；可是在各种隐秘的地方，它却春波荡漾。用王小波的话来说，当时的社会有"阳"的一面，还有"阴"的一面。人们在"阳"的一面是一副面孔，在"阴"的一面是另一副面孔；在"阳"的场合说一种话，在"阴"的场合说另一种话。而"性"这个话题绝对属于"阴"的世界。

在那30年间，由于性处于社会的阴面，整个社会的性观念相当扭曲、分裂。门内饮酒门外劝水者有之，满口仁义道德满肚男盗女娼者有之，要不就是天真、纯洁、羞涩到幼稚的程度。直到如今，人身体涉及性的这部分器官还是被赋予远远不同于脑、心、手、足这些器官的意义、价值和重要性。对于与性有关的一切，要特别地加以防范，似乎它是一切罪恶的渊薮，所谓"万恶淫为首"。这种反常的现象引起了我的好奇心，我想搞清楚：我们中国人为什么对待性的态度会如此隐讳、如此恐惧、如此压抑？

在一部分人进入现代化的都市生活之后，对个人权利渐渐有了更多的重视，人们也渐渐在观念中把尊重和维护个人合法权利与自私自利区分开来。人们越来越多地意识到自己应享有的合法权利，一些"准群体"也渐渐形成"利益群体"（达伦多夫[1]语），他们希望运用自己的合法权利，实现自己的合理利益，争取和保护自己作为一个人的一般权利和作为某个利益群体的成员的特殊权利。在这一社会变化过程中，与性有关的权利正在进入中国人的视野。

总而言之，我之所以选择了性研

[1] 达伦多夫（Ralf G. Dahrendorf, 1929—2009），德国社会学家、思想家、政治家。是自由派社会/国家理论的代表之一。

究的领域，不仅因为这一领域是社会学的传统研究领域之一，更因为它是当代中国人生活中烦恼丛集的一个领域，是一个知识分子用其专业知识来推动社会进步的前沿阵地。正因为烦恼多，人们才会提问、咨询、求助。希望我的回答能够对这些焦虑的人有所帮助。

李银河

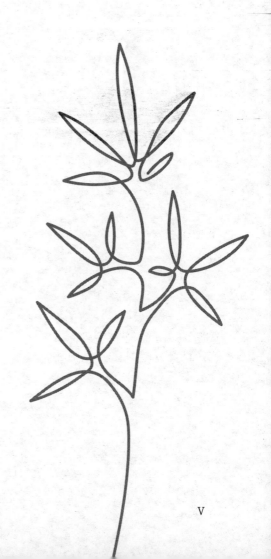

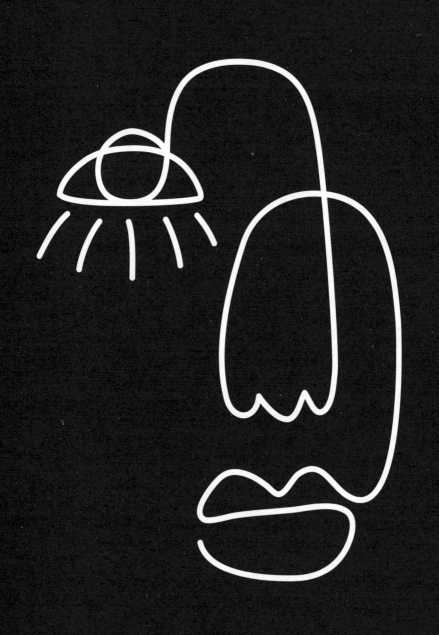

目录

01
问答集

02
访谈录

03

银河耳语

问答集

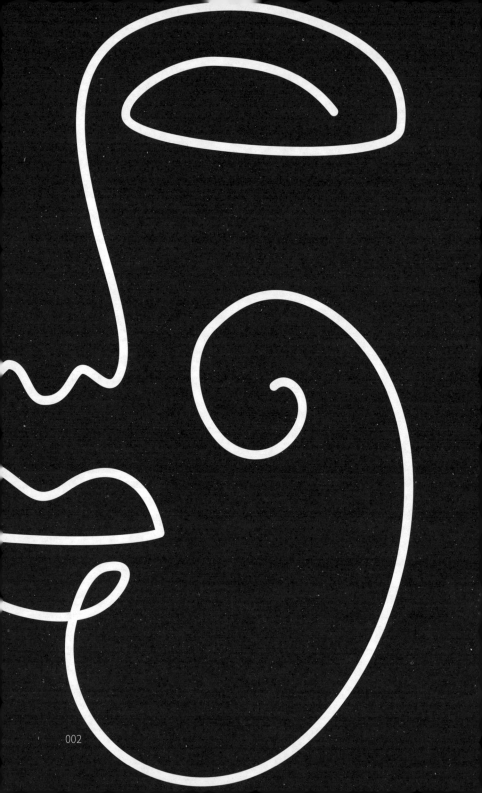

爱情

■ K*:

　　银河老师好，记得您说过这样的话，大意是：爱情并非一种本能，犹如婚姻一样，属于一种由社会文化建构、塑造的结果，而并非天然的存在。那么，为什么人类社会会形成、创造出"爱情"这种现象？它存在的意义、目的又是什么？它又是怎样被"制造"出来的？（考虑到无数的艺术作品，诗歌、电影、小说等，都围绕这个主题演绎，想到无数人一生中最唯美、诗意的经历是它，而人们内心深处酝酿的那一股狂热的迷恋、激情源于文化层面的心理"塑造"，觉得很有趣。）

■ 李银河

　　这一观点是尼采最早提出来的，他说，对于古代人和未来的人，爱情是不存在的（中国人把以缔结和维持婚姻为目的的"夫妇之爱"与不考虑婚姻前景的"激情之爱"都视为爱情，西方的所谓"启蒙文化"中往往只认可后一种是爱情。），只是因为基督教对人类性欲采取一种压抑的态度，才把人的性欲变成了爱情，就像把一个相貌平平的女人变成了美女一样。另一种理论源自社会学研究，认为现代人所说的浪漫爱情出现于 13 世纪，当时欧洲实行长子继承制，那些"余子"没有头衔没有财产，就骑着马浪迹天涯，走到一座城堡，看到贵妇的身影在窗帘后若隐若现，可望而不可即，于是大唱情歌，倾诉衷肠，成就了一种叫作激情之爱的浪漫情愫。在古代中国，缔结婚姻要听从父母之命、媒妁之言，我们就很少见到这种激情之爱。现实生活中，这种浪漫的激情之爱还是能够见到的，它往往发生于社会地位及各种所谓条件相差悬殊的个体之间，因为在世俗眼中他们是不相匹配的。可望而不可即的状态最容易激发浪漫的激情之爱。

■ **某人：**

您与王小波的爱情羡煞旁人，被一个人这样爱过，是什么样的感觉？您觉得这样的爱情是命运的安排，还是需要努力去获得？另外，经历过这样有深度的爱，还可以敞开心扉接纳另外一个人吗？

■ **李银河**

被一个人这样爱过，当然是很幸福很快乐的感觉。这一经历既有偶然的因素，也有必然的因素。偶然的因素是这个世界上存在着一个叫作王小波的人，他正好是这样一个人，而我恰好碰到了他，从相识到相知到相爱；必然的因素是我们各自对这一爱情的准备，这准备包括三观的一致，两人全都喜欢的书，思想性格的投契，浪漫气质和内心的吸引。灵魂的投契使得外在的一切变得无足轻重，比如，相貌、身材、社会地位之类的肉身和世俗的因素。当然，还有就是他对我发生了激情之爱，而这种浪漫的激情之爱在世俗生活中并不常见，它的诗意非常有魅力，能扫除两人关系中的一切障碍。经历过这样的爱，的确有点"曾经沧海难为水"的感觉，能让我再次接纳一个人的唯一原因是另一次激情之爱。如果只是一般的好感或者一般的搭伙过日子就绝无可能。

■ 古藤嫣 *：

我个人的感情一直存在一种困惑，就是为什么我喜欢的人，总是不那么喜欢我；喜欢我的人，我总是不那么喜欢。这两种喜欢有所不同，我喜欢的人，我暗恋他到刻骨铭心，只要能看见他，听见他的声音，在他身边，我就感觉快乐无比。对于喜欢的人，我从来也无法想象与他做爱究竟是什么感觉，我从来也没有想过与他做爱。我以为这是精神上的恋爱。而对于喜欢我的人，我的前男友，我能感受到自己身体的渴望，我甚至以为我们的感觉就在于身体，可是当我们分开后，我依然发现自己内心深处有着失去的痛苦。我深深地向往精神的爱恋，但身体为什么不能忠于精神的向往？

■ 李银河

爱情确实包含两个层面：精神的层面和肉体的层面。你是一个非常看重精神之爱的人，对肉体之爱也有渴望，但无法把二者结合起来。我想原因也许在于，在你的成长过程中得到过多对精神之爱的赞美和对肉体之爱的贬低。其实把二者融合为一体的爱才是最完美的爱。

■ Jing*:

我是一名女性，他是给我父亲看病的医生，第一次见到他我就有一种特别的感觉，他看上去很干净，很冷峻，气质很特别。我盼望着能见到他，哪怕远远地看一眼，很少有人能让我如此动心。我想不明白这是为什么。再说我有丈夫，感情也不错。我当然不会离婚，也不会去打扰医生，但这种暗藏于心的情愫挥之不去。请问李老师这是美好还是罪恶？我该如何自处？

■ 李银河

对一个人发生好感是一件很难解释的事，也是一件很美好的事。但是如果你并不打算抛弃自己的婚姻，也不打算让那个人知道你的感觉，那就保持暗恋呗。暗恋只发生在你自己的世界当中，不会伤害现实的关系。你在心中可以把他当成一道美丽的风景，欣赏一下就好。

■ 沉 *：

您觉得爱情一定是专一的吗？他对我好，也对别人好，我应该有意见吗？

■ 李银河

爱情在多数情况下是专一的，爱得越深就越专一。但也不能排除一个人同时爱两个人或者更多人的可能性。因为所谓爱情只是人的一种感觉而已，一个人对好几个人产生了这一感觉的可能性还是存在的。具体到你的情况，你如果想要他专一的爱，当然就会有意见；你如果不想要他专一的爱，也可以没意见。

■ CL*:

我是一个46岁的中年女性，我和我的几个闺密都跟老公没什么感情了，心如止水。可是我去年却因为工作原因遇上了一个男生，用时下流行的网络语言来说是"一枚小鲜肉"。在工作接触中我深深地迷恋上他，他唤醒了我尘封多年的心底那份对爱的渴望。但这是一份无望的感情。银河老师，您觉得我遇上他是幸运还是不幸呢？

■ 李银河

从可望而不可即这一点上来说，你遇上他是不幸的，要是没有遇上他，你的生活虽然是无趣的，但至少还是平静的；但是如果能够仅仅用欣赏的心态来看待他，就像欣赏一道美丽的风景，你遇上他也可以说是幸运的，因为他毕竟唤醒了你的爱。暗恋或者单恋如果不走极端，也可以是一种挺美好的体验。

■ 天使@魔*:

李老师您好，一直喜欢您的文章，更喜欢您崇尚自由的个性。很想请教您一个问题，我发现我疯狂地爱上了一个已婚的女人，那种强烈的感觉只能用疯狂形容。当然，心理上很疯狂，行为上不会那么疯狂。我知道她离婚的概率不大。

我们在一起的概率也不是很大。我觉得她也时常会受到折磨，那种心理上的折磨。她对我说过，她要面对两个男人。我很无奈。请问我们该怎么办？谢谢。

■ 李银河

你爱上了一个不该爱的人，结局是悲剧的概率很高。我不是说你根本不该爱，因为爱不是什么该与不该的事情，它有时候就那么发生了。你该怎么办呢？无非是两个选择：一是放弃，这样你就一劳永逸地结束了对你们双方的折磨；二是继续，也许可以把恋情保持在纯粹精神的层面，也就是被称为"柏拉图式的爱情"的那个层面。

■ 大道至 *:

我 38 岁，在 2012 年认识了一个小我 12 岁的女孩，当时我已婚，女孩未婚。为了这份感情我离婚净身出户。女孩的父母极力反对，我们两个在没有妥协余地的情况下于 2015 年 12 月登记结婚。现在她的父母将其控制，不让她和我在一起，而且对她多次打骂，还扬言要弄死我们两个。我要报警，女孩不想和家里闹僵，不让报警。女孩一直要我和她一起殉情，我劝她要想开，我说和她一起想办法解决问题。但是她听了我说的话很绝望，说我不舍得陪她一起去死，是欺骗她。她想以死来报复父母，让父母后悔终生。李老师，我现在该怎么办啊？

■ 李银河 | 女孩认为，如果她的爱人做不到与她一起为爱而死，就是欺骗她，这是不对的，因为爱情和生命都是可贵的。你应当劝她像你一样，把生命放第一位，爱情放第二位，生命是皮，爱情是毛，皮之不存，毛将焉附？同时，你也要珍惜她对你的真情，尊重她对爱情的执着追求，不要辜负你们美好的感情。

■ 谢 *：

灵魂伴侣一定要是异性吗？灵魂伴侣和恋人之间的关系是怎样的？

■ 李银河 | 灵魂是没有性别的，所以灵魂伴侣不一定是异性。灵魂伴侣只有精神关系，没有肉体关系，而恋人既有精神关系，也有肉体关系。

■ SUN*：

我想问老师，什么样的关系才称得上真正意义上的灵魂伴侣？我似乎找到了所谓的灵魂伴侣，但我不想和她过日子，因为我觉得在一起过日子就会毁了这段感情，但是我又很想和她亲密接触，而又不影响各自的生活，我该怎样平衡这种关系？

■ 李银河

灵魂伴侣是灵魂契合度很高却在现实生活中不一定能够结合的人。建议你选择柏拉图式的恋爱模式，不以结婚为目标，长期保持精神恋爱的关系。

■ 可人*：

我在网上遇到了我人生中的蓝颜知己，我们聊了两年后终于见了面。到目前为止已经联系了三年多的时间，我们除了网上聊，还经常见面。我们谈工作、谈生活、谈情感，我们像好朋友一样理解对方，像亲人一样关心对方，又像恋人一样恩爱；我们之间的关系有点暧昧，但又不是暧昧，像爱情，却又觉得我们是已婚，用爱情形容或许又不合适。慢慢地，我们发现婚姻里的另一半只适合做夫妻，而我们才是对方最渴望得到的爱人。我们有爱但不能背叛婚姻，在爱与性之间纠结，该不该发生性关系？我们不是为了得到对方的身体才相识的，可为什么相爱的人不能用性表达？如果一旦发生了性关系，我们从此不会再是对方的红颜或蓝颜知己，"情人"会成为我们的代名词，这也不是我们想要的结果，我们想要的只是一直像现在这样相爱下去，让性与爱彼此都存在，我们到底该怎么办好呢？有性关系就是背叛家庭，没有性关系我们都十分煎熬，当思念成疾，见面却什么都不能做，对两个相爱的人来说真的是一种考验。李老师，我们到底该怎么办呢？

■ 李银河

婚外性行为肯定是违背婚姻道德的。一般来说，如果与配偶之外的人发生了爱情，应当各自离婚再与情人结合，这样就不犯错误。所以你们的选择有三个：（1）各自离婚再行结合；（2）犯婚外性关系的道德错误，背负婚内不忠的内疚并准备接受可能发生的变故；（3）保持精神恋爱关系。

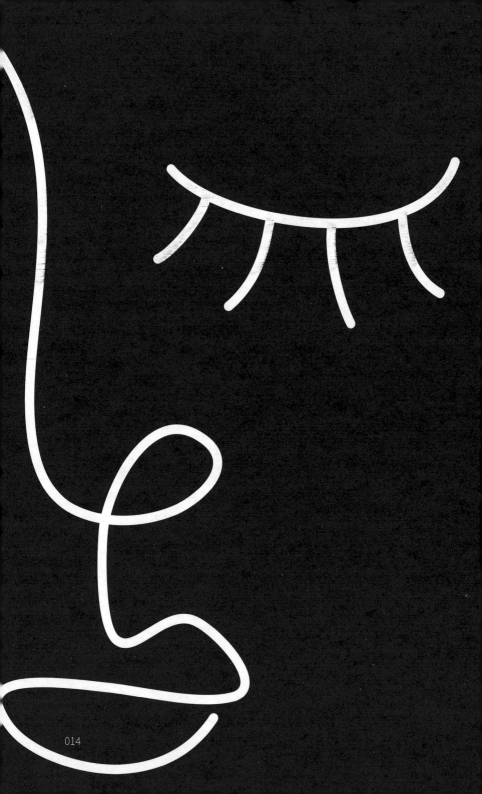

恋爱与交友

■ 小 *：

　　我是一名研一的学生，之前上大学时读过您的书，喜欢您的独立与风趣。我有一些感情上的问题想请教您。我去年这个时候交了一个男朋友，以前父母不让早恋，于是在大四的尾巴上才拥有了初恋，因此他也是我第一个男朋友。他是我的中学同学，没有读大学，是高中毕业，现在在一起快一年了。他想让双方父母都知道我们之间的关系，但我父母属于比较传统的人，肯定会对他的文凭和家庭条件进行挑剔，所以我不敢对父母说，也不知道该如何是好……恳请老师能够指点迷津。谢谢老师！

■ 李银河

　　只要你们俩感情好，愿意厮守终身，其他的各种物质条件都是次要的。如果你坚信自己找到了生命另一半，那就勇敢地告诉父母，你决定嫁给爱，而不是嫁给钱，不是嫁给大学文凭。这是一个比父母的择偶标准更加高尚的标准，你跟这位男生结合会比和按他们的标准选的人在一起更加幸福快乐。

■ 陈 *：

　　有一问题困扰我很久，我想向您请教，就是如何对待自己的玻璃心？有时别人或许无意的话、无意的做法，我会揣测，然后会觉得受到伤害，但表面上又装作无所谓的样子，这让我有点痛苦。举个例子：我很在意的人长时间不在我朋友圈点赞或是留言，我就会想很多，觉得他根本不在意我，或者实际上就是不在意。（今天我看了下，上次点赞是3月14日，而我对他的动态基本上随时表示关注。他是我在意的人。其实私下里我们关系不错，我向他表白过，但我们之间年龄相差太大，只是互有好感。）我应该不在意这个，实际上却给了我很大困扰，让我怀疑我们的关系。我这样想对吗？如何做到真正洒脱？我知道可能有人会说，那是你太闲了，忙有意义的事情，哪会有空在意这些呢？我知道这个道理，而且我的工作、生活也都很忙，只是我对自己在意的人，很在意他是否也关注我，这有没有问题？如何解脱？还是真实情况就是他不像我以为的那样在意我呢？

■ 李银河

我认为你的问题是病态自尊，太看重别人对自己的看法，太计较二人关系中的对等，如果自己付出得多，对方付出得少，就觉得自己的自尊心受到了伤害。解决的办法是要加强自己的独立性和自信心，因为病态自尊其实来自自卑。你要尽量用一种独立和自信的态度生活，相信自己有独立的价值，不必依赖他人对自己的评价和重视程度来认同自己。

■ 秦哲玉 *:

我结识了一位男性朋友，第一次见面就发生了关系，还算有激情，但随后几次就不怎么样了，都是我要求他吻我、抱我，他比较勉为其难，但他也会经常找我聊天，什么事都和我说，他和别的女人在一起的事也说给我听。他有喜欢的女孩，但也会来找我，我对他好值得吗？能感动他吗？我们能做性关系之外的好朋友吗？还是忍心断绝关系？我是比较喜欢他的，但我们都各自结婚了。现在我很困扰，求老师解答，谢谢！

■ 李银河

看你描述的情况，他似乎只想跟你做普通朋友，不想再发生性关系。只要你愿意，当然可以做普通朋友。既然你们俩各自都有爱人，只做普通朋友不再做性伴侣就更加合适，也更符合婚姻道德。

■ 杨 *:

我大四，男友工作。男友对我很好，但是有一点我非常不能忍受，就是有个女生经常在微信上找他闲聊，有什么事都找他，他们是高中同学（他和那个女孩不在一座城市，女孩挺漂亮的，他以前也暗恋过那个女生）。我特别在意这件事，他却觉得无所谓，只是聊聊天，又不会发生什么。是我太敏感了吗？是我控制欲太强了吗？我小时候曾经看到父亲出轨，我无法忍受感情里面有瑕疵。

■ 李银河

你可以好好跟男友谈一次，表明你的态度：如果他俩仅仅是微信聊天，你可以接受；如果是谈恋爱或者发生性关系，你就不能接受。有时候，对对方的独占欲、控制欲过强会适得其反。

■ 某人：

在生活中我遇见的朋友要么是性格、长相都是我喜欢的类型，但是缺乏思想，想法比较肤浅；要么就是可以进行思想交流的朋友却又不来电。所以感觉如果两者都考虑真的要孤独终老了，虽然不是急着结婚但还是想谈朋友的。想问您如果谈恋爱对这两方面期望怎么调和，应该注重哪一个呢？或者可以抛弃其中一个吗？谢谢老师。

■ 李银河

在这个世界上，并不是漂亮的人都无思想，也不是有思想的人都不漂亮。所以首选还是又聪明又漂亮的人，如果实在找不到，就要那个漂亮但是不聪明的人，因为你似乎对漂亮的人更来电，对聪明的人不来电。挑选结婚对象，来电不来电比其他因素更重要。

■ IRIS*:

我最近有点苦恼，和男友在最初认识的时候，因为害怕我家里不接受，他就跟我隐瞒了一部分他家里的情况。现在我们认识快一年了，感情也很稳定了。现在他和我坦白了，其实他家里条件是不差的（他爸妈在一小镇里开早餐店），但他觉得他爸妈做的工作让他感到自卑。他跟我说了以后我也很犹豫，我虽然很喜欢他，但我又困惑到底该不该原谅他。还有我想知道怎么才能让他克服这种自卑的心理，不再做这样伤人伤己的事情？

■ 李银河

告诉他：第一，你并不觉得他家条件很差，也就是说你对男友的家庭条件并没有很高的预期，所以他不必为此自卑；第二，说假话是不对的，因为建立夫妻关系的基础是相互信任；第三，他怕你因为他家庭条件差就不嫁，是把你想得太俗气了，因为除了物质条件之外，你更应看重的是感情因素。

■ AINE*：

他是我十几年前的男友，当时他已婚，所以我离开了。后来我离婚了。半年前，我成为单亲妈妈九年后，他再度出现。他与妻子分居中，搬出来自己住已经三个月。据他说，事实分居已经三年，但财产分割达不成协议，另外他妻子还是不愿意离婚，所以尚未办理离婚手续。他们不是因为我的原因才分居，是他分居之后才找我的。这种情况下，我可以尽情和他相爱吗？能请教您的看法吗？我该如何平衡内心的罪恶感和对爱的渴望？……

■ 李银河

既然他与妻子已经分居三年，而且不是因为你，你不该有什么罪恶感的。如果负罪感来自他尚未离婚，那就督促他尽快办好离婚手续。只要能够提供分居证据，即使他的妻子不同意离婚，法院也可以判处离婚。尽情相爱吧，人生苦短，时不我待。

■ Ana*：

李老师，有人跟我说非常喜欢我的身体，但我感觉到他并不是真正地喜欢我，我应该怎么理解？

可以理解为他只想跟你发生性关系，可是并不打算跟你谈恋爱或者结婚。

■ Jing*：

我是一名知识女性，身高近 1.60 米，已婚，自认为长相、能力属中等之资，性格谦和，非常低调，知书达理，喜欢文史，在能力范围内尽量打扮得体，尊重自己和别人的隐私，回顾这些年的经历，我有些困惑。我并非长相美艳，性格也不算活泼，但从高中开始，就有男生追求我，之后读大学、工作再到读研究生，都不乏男性追求，我从未主动追求异性，骨子里也有一些高傲。婚后也有异性向我示好，有比我大二三十岁的，有和我年龄相仿的，也有比我小五六岁的；有的含蓄提出发展男女关系，有的表示和我聊天很开心。我比较传统，胆子也小，对这些人或疏远或果断拒绝。最近去看一位朋友，其中有一位男性，出于礼貌，我也和他交谈了几句。他和别人说话时总是边说边侧头看我，这让我好尴尬。不说话时他会转过头注视我几秒，这让我很不好意思，他看我时我从不看他。曾经有位异性朋友说我的眼睛（细长眼）给人感觉"色眯眯"，似乎在勾引别人，所以这么有异性缘。我揽镜自照，无论如何也看不出自己眼睛"色"，但此后和异性交谈时我刻意目光游移，都不敢直视对方，生怕发生误会。也有朋友在讨论究竟什么样的女性吸引人时，有人说肤白貌美的女性吸引人；有人说其实不然，以我为例，说我的肤色、五官一般，但身上有一种"气"吸引人。因此我在生活中不敢太打扮自己，言行低调，生怕引来"招蜂引蝶"的骂名。我想请教银河老师：这究竟是什么原因？我该怎么办？

■ 李银河

你应当改变对自己魅力的看法，把否定变为肯定，说白了，就是把自己不知为什么在异性眼中那么有魅力这件事看成一件好事，而不是坏事；是一件值得自豪的事，而不是一件值得羞愧的事。这样你就知道该怎么办了：你会因为自己的魅力而感到欢欣鼓舞，而不是自惭形秽，过度自我批判。一般来说，只有大美人才能有这种待遇，可是你不知因为什么就得到人们的青睐，这不是意外惊喜吗？这不是冥冥中上天特殊的眷顾吗？

■ 耳*：

我的男朋友很优秀，我内心深感自卑，但又不想让他知道。他之前喜欢过一个很优秀、很漂亮的女孩子，虽然我们已经在一起快一年了，但我一直对那个女孩子很介意，我应该如何克服心理上的障碍呢？

他虽然喜欢过她，但是他选择跟你在一起，这还不足以克服你的自卑吗？你如果还是不放心，可以问男友这样一个问题以求证答案和增强自信：在你心中，我和她的优缺点各是什么呢？你为什么最终选择跟我在一起呢？他的回答应当能够帮助你克服心理障碍。

■ 秦哲玉 *：

请问男人都喜欢漂亮的女孩吗？如果在一个漂亮女孩与一个心地善良而且事事为他着想的女孩中间做选择，男人更在乎前者还是后者？我一直相信"真心换真情"这句话，您怎么理解？

择偶意愿相关调查结果表明，男人会把相貌、身材放在性格前面。当然，性格在择偶中也很被看重。多数男人的择偶排序可能是这样的：

（1）颜值高性格好；

（2）颜值高性格不好；

（3）颜值低性格好；

（4）颜值低性格不好。

■ 李 *：

银河阿姨，我有个朋友，因为怀孕了，男方就说不想在一起了，你觉得他们有结婚的希望吗？

■ 李银河

这种情况下，有很多人会奉子成婚，怀孕常常成为结婚的理由，而不是分手的理由。这个男人听说女友怀孕反而提出分手，那就表明他根本不想跟她结婚，我看这事从一开始就有问题。

■ 金学 *：

我和男朋友在一起一年多，但同时我和别人产生了感情并发生了关系（对方主动）。男友比较现实，讲话直接还带刺，我常常无法接受。这个男生比较开朗，做事随心所欲又不太负责任。我和第三者的事被男友知道后，我们分手了一段时间，又因男友挽回重新复合。男友提出自己没有安全感，对我的行动有所监视，24小时查看我的手机定位。我感觉自己若失去他会十分难过，但在一起又过得十分压抑，压力很大。同时那个男生还在继续追求我，一方面我们在同一个工作环境常有见面，一方面我对他有感觉（并非很强烈但是有好感），因此无法拒绝他。这让我和男友的感情变得十分脆弱，双方都感到痛苦却继续在一起。我想问老师的是，两个人在一起的意义是什么呢？我们这样在一起还有意义吗？我感到心里是爱男友的，但是我又感到自己活得十分压抑。是否因为我做了错事，我就必须接受他的监视，以他的想法为主压抑自己呢？有没有什么办法可以让我们平等地交往？还是说分开才是最好的解决办法？谢谢银河老师！

■ 李银河 | 在我看来，两个人在一起最大的意义是快乐。如果你还能感觉到快乐，可以就被监视的问题跟他沟通，希望他不要再这样做；如果你已经感觉不到快乐，那就应当分手。

■ Moris*:

银河老师，您好，一直很欣赏您豁达的人生观，我21岁开始谈了第一次恋爱，和一个法国人。他很可爱，有些洁癖，还特别聪明。随着时间的推进，我发现我越来越喜欢他，但是我也发现自己是个极度缺乏安全感的人，常常因为他没有及时回复我的微信就胡思乱想，沉浸在悲伤的情绪里不能自拔。有时候很想和他表达要一直在一起的想法，但是很快地，我就又会想到，结婚十几年的夫妻也会分手，更何况我们在一起才不到半年。为什么我会经常想这些，甚至到了一种不自信的状态，这样的我，真的适合谈恋爱吗？

■ 李银河

你这是典型的因噎废食，因为害怕被噎到就不吃东西，因为害怕分手就不去恋爱。爱上了一个人，就勇往直前去追求，最坏的结果就是他拒绝了你，或者在跟你相处不久之后跟你分手。那种事情万一发生了，就只有勇敢地去面对，总是强过你因为害怕将来出现这种事而根本没有尝试和享受到这段感情。

■ A*:

我是一名毕业一年的女大学生，和男朋友在一起快三年了，可是家人不允许我们在一起，因为他学历不高，而且是演杂技的，他家在北方而我家在南方。现在除了他，我好像也接受不了别人了，算是认定他了吧。现在我们瞒着家人在一起，我一度认为只要他以后能挣到钱说服我家人就可以了，这样对吗？

■ 李银河

如果发生了爱情，有时可以适当地忽略一些世俗的所谓"条件"，包括学历、职业、居住地、经济状况等。家里人反对主要是从世俗的条件考虑的，而鞋子穿着是否舒服只有脚知道。

■ 隽骜隽 *：

我是一名大三学生，他是我高中时大我几届的学长，现在是一名已经工作了的业务精英。我喜欢他，他也对我很好，但是我没有告诉他我喜欢他。并且很碰巧的是我准备考研的学校正好在他现在工作的城市，而且距离很近。他有过几段感情经历，目前单身，而我还没有谈过恋爱……从一开始我就喜欢他。您觉得这种情况下我向他表白有恋爱的可能吗？他会不会把我们之间的关系看作纯粹的友情？

■ 李银河

当然可以表白，你不表白他怎么会知道你喜欢他？表白之后，他如果有意，你们就可以恋爱。万一他只想做朋友，那就做普通朋友吧。

■ 丁 *:

我 45 岁，离异，有一个女儿。我有一个同居八年的男友，在这八年期间发现他有勾三搭四的毛病，我不喜欢他这点，所以有离开他的想法，就重新找了个能结婚的男友。但前男友死活不同意分手，多次威胁要分手的话就杀了我或不让我的孩子上学、不让我上班，所以我为了安宁，为了上高中的女儿着想就忍气吞声地过，但心里多想获得自由去结婚。我跑了好几次，但因为孩子上学、我还有个固定工作又回来了。他知道我已背叛了他，他还要强迫我和他过，我该怎么办？

■ 李银河

我能想到的唯一办法是报警，因为用孩子来勒索、威胁、杀人已经构成警察应当干预的直接人身危险。警察对于此类案件应当有标准的处理办法。

■ 叶楚 *:

我今年大四，喜欢一个比自己大快 30 岁的男人。他原先是我的上司，我们一起出去吃过几次饭，他送过我一些小礼物。可能是因为他这些体贴、暖心的行为，让我不由得心动。我告诉了他我的想法，他却既不答应也不完全拒绝，可能女生主动出击让他失去征服欲吧。后来我跟他吵闹，现在他肯定觉得我很不讲理了。我感觉自己把局面越弄越糟，有些破罐子破摔，他的态度让我觉得愤怒，觉得得不到自己想要的感情，可还是放不下他，我该怎么办呢？

■ 李银河

很多男人不喜欢女人主动，你分析得挺有道理的（"失去征服欲"）。既然已经这样了，我建议你放弃他，无非两种可能：如果他放下你了，这件事也就翻篇了；如果他放不下你，反过来追你，那他的征服欲也就可以满足了。

■ supreme*：

我今年18岁，还没有初恋，这是不是不太正常？

■ 李银河

在青春期，人的性意识开始觉醒，而恋爱的一个内心动力就是寻找能让自己产生性欲的对象。然而，人的个体差异是非常大的，青春期到来的平均年龄是十二三岁，有人早些，有人晚些。在营养缺乏的年代，有些人青春期到来会晚至十七八岁。你可能只是生理或心理比较晚熟一点，谈不上"不正常"。

■ 某女：

和男朋友在一起两年，那方面基本都算挺好、挺和谐的，可是我胸小……想问该怎么弥补这个？（不要说丰胸之类的呀！求实际点的。）

■ 李银河

首先告诉他，胸大胸小是相对的，没有绝对的，女人的胸围是一个色谱样分布，你的胸围就落在这个色谱的某一点上，虽然有些人胸比你大，但是肯定有些人的胸比你还小。其次跟他说，除了胸大胸小这一个指标之外，人还有其他特征，比如说长相、身高、性情、气质等。只要两个人相处和谐，就不用过多关注胸大胸小的问题。如果他认为胸小成为你们相恋的障碍，那就分手；如果他认为即使胸小些，你的其他特征也足以使他受到吸引，那就接着谈。

■ 颦颦小 *：

我暗恋一个男生好多年，后来还是向他表明了心迹。这件事情已经过去三年了，可我还是挂念着他，没有办法接受别人的心意，现在看到他，心还是会跳得很厉害。他有女朋友了，我们还能继续做朋友吗？

■ 李银河

既然他有女友了，你最好放下这段执念。如果他恢复单身状态了，那么你可以再度向他表明心迹，结果有两种可能：一种可能是他选择了你，另一种可能是他明确拒绝了你，那么你就可以断念走开，去寻找新的爱情。

■ 罗*：

我有一个异性朋友，认识很多年了，但我们还不是男女朋友。最近他突然告诉我喜欢三妻四妾，反对婚姻制度。他有很多女朋友，不过他每天都很忙，跟那些女朋友除了解决生理的需求也没有太多时间陪她们，我说那不都是炮友吗？他什么都会跟我说，我觉得我喜欢他，可是知道这些后很难跟他在一起啊，我们现在按照他的话说就是关系更长久的朋友。您觉得这样子的男人，能在一起好好生活吗？

■ 李银河

这个男人根本不喜欢男女平等的一对一关系，而喜欢男女不平等的性伴侣关系，还标榜自己追求封建男权社会的一夫多妻制，这与国家《民法典》规定中国实行婚姻自由、一夫一妻、男女平等的婚姻制度相违背。你如果喜欢一对一的男女平等的婚姻，就不要找这样的人。

■ 追赶阳光的 *：

银河老师您好，有三个关于校园的问题向您提问。第一，在中国大学里有学长学姐和学弟学妹这种"前辈"和"后辈"的关系，但是在国外校园中这样按年级论辈分的情况不是很明显，这是为什么？第二，"大姐大"或者"大哥大"这样的身份为什么会存在？有人标榜这种身份的心理是什么样的？第三，学生辈分关系或者"大姐大"这类现象是否和校园暴力及霸凌事件存在联系？谢谢老师，望您不吝赐教，学生不胜感激。

■ 李银河

中西的差别不仅有校园文化的差别，还有社会习俗、人际关系模式的差别。西方是个人本位文化，当人与陌生人相处时，都会自认为是单个的平等的人；中国是家庭本位文化，当人进入一个陌生人群，总是有一种要把关系搞成模拟家庭关系、模拟亲情关系的冲动，不是模拟亲子关系，就是模拟兄弟姐妹关系，否则就不知如何相处。在校园里，西方人就是单纯的同学关系，中国就会出现辈分关系、拟亲情关系。这种关系模式与校园暴力倒不一定有什么关系，但可以肯定的是，西方的学生关系是比较寡淡的，而中国的学生关系则是比较黏稠的那种。

■ Lon*:

这段时间我频繁地参加各种聚会，因为人际关系的复杂性，也感觉到有些懒得应对各种关系，特别是看到国内某官方微博推荐的"远离无效社交"之类的文章，觉得自己应该封闭起来有所沉淀。但是今天看了《哈佛75年研究报告》之后，实际上在内心更为认可，花时间去维护良好的关系有助于身心健康。想问李老师的是，这两种观点是否矛盾呢？

■ 李银河

这个哈佛报告的主要立论是，亲密关系有助于身心健康，而各种聚会只是泛泛之交，不见得能够建立亲密关系。二者并不矛盾。亲密关系的对象主要指的是亲人、爱人和友人，应当多花时间去维护这些关系，而不是四处去跟人做一般性社会交往。

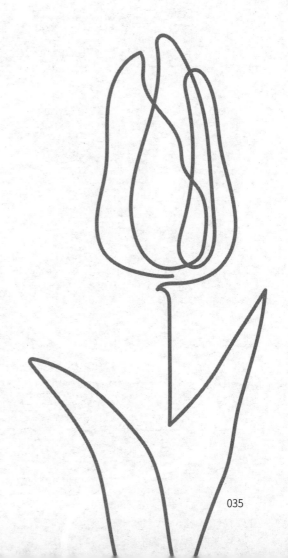

035

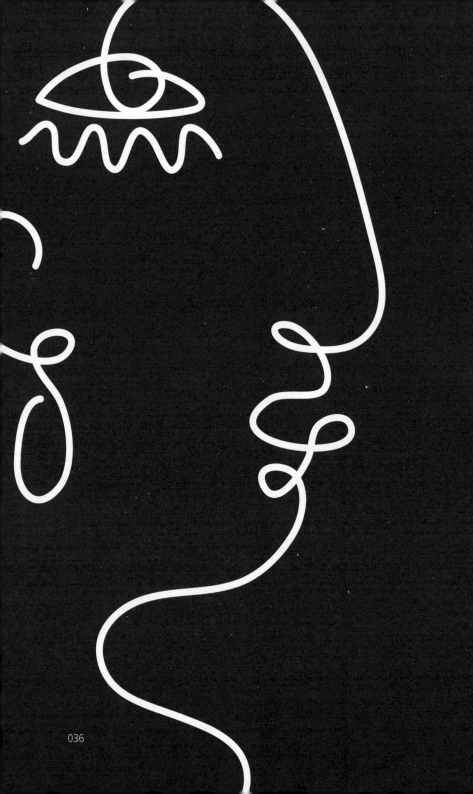

婚姻

■ 子影斑 *:

　　作为一名大龄"剩男"，最近常关注一些探讨婚恋、情感话题的公众号。从大量案例来看，渐渐形成一种印象：婚恋中的问题多数是男方要"娶妻娶德，纳妾纳色"，女方要"食东家，宿西家"。男女双方的诉求都是两面性的。想向您请教一下，现实中幸福的婚姻是如何统一协调男女双方的这四种需求，而不幸的婚姻又是怎样从这些矛盾的需求中衍生出夫妻冲突的呢？如果这个问题有一定的探讨价值，您如何看待这个"需求四元模式"在夫妻互动关系中的地位与意义呢？

■ 李银河

　　你的意思是男人希望妻子是个贤妻良母，但是还要有个漂亮的二奶、小三；女人希望丈夫提供生活保障，但是还要有个情夫。你把它叫作"四种需求"。幸福的婚姻之所以幸福，不仅因为夫妻真心相爱，还因为相互忠诚；不幸的婚姻之所以不幸，是因为夫妻要么不相爱，要么不能相互忠诚，要么二者都有。妻子的贤惠、漂亮加上丈夫的多金、懂爱这四个元素在婚姻中的意义和地位在我看来是这样的：四元素全都有是最好的，四元素全都没有是最不好的，其他情况居中。

■ QI*：

本人女，28 岁了，之前谈过两段恋爱，都在父母反对下分手，两段恋情同样的刻骨铭心，觉得以后不会再遇到让我全身心付出的男人了。后来父母安排了数十场相亲，其中有一个男生家人都觉得不错，我也知道其人品、家庭都很不错，但就是没办法爱上他，并且时常在过去的情感中伤怀，也有点担心会嫁不出去了，毕竟相亲近 20 次。请问李老师，您觉得我还有救吗？

■ 李银河

看来你对父母两次反对你与相爱的人结婚，心有怨恨，而且已经有了一个负面的心理暗示：以后不会再遇到让我全身心付出的男人了。如果你还想把自己嫁出去，就不要再怨恨父母（他们那么做当然是错误的，但是你要把自己生活中的这一页翻过去才好），也不要再给自己那个负面心理暗示。这样，你找到爱情的概率要大很多。

■ （·∀·）：

李银河老师，还有三天我就要订婚了，我们认识三个月左右，很少交流，也很少在一起相处。我自己并不期待结婚，但由于外在压力，可能会选择家人都认为合适的人结婚。我想问的是，我这样做合适吗？会不会有什么问题？我该找他谈一谈吗？说点什么好呢？谢谢李老师。

■ 李银河

听上去像旧式婚姻啊。现在青年男女哪有不经过恋爱就结婚的？你不仅应该找他谈一谈，而且应当跟他表明你的想法。这关系到你一生的幸福和快乐啊。什么都不了解就跟一个人结婚了，你不怕找错人吗？不怕将来发现自己并不喜欢这个人吗？不怕将来的生活不幸福吗？这是你自己的生活，如果你都不在意，难道还有其他人会在意吗？

■ 可爱的兔 *：

巴黎政治学院社会学博士、复旦大学历史学系副教授孙××谈道："父母着急给儿女在公园张贴写有学历、收入、房产等物质条件和要求的征婚启事，是由于多舛命运的上山下乡一代人缺乏安全感，在寻求相互慰藉，在这点上确有一定积极意义，但纯属为子女瞎操心，无济于事。"您觉得找对象时，经济状况真的不重要吗？特别是收入差距很大的时候，您如何看待父母为子女征婚的现象？您如何看待当下中国大龄青年未婚的现象？有人提到性取向的和谐性也是婚姻幸福的基本要求，这是否意味着中国同性婚姻合法化在学界有普遍共识和诉求了？

■ 李银河

在择偶市场上，经济状况从来都是重要的，在对贫富差异感受强烈的时代，经济状况会越来越大地影响择偶行为。父母为子女征婚是传统婚姻由"父母之命"作主的变异形态——子女现在虽然不大听"父母之命"了，不大遵循父母的安排了，父母还是希望帮助子女赶快成个亲。中国的父母很少有人放得下这事，都觉得这是自己的责任和义务。同性恋者最好不要跟异性结婚，这一点早就是学界的共识了。但同性恋结婚组建家庭，在中国还没有得到法律保障。

■ 嘿嘿＊：

李老师，我在微博上看到一个帖子，说的是一个 27 岁的姑娘，学历高收入高，因为不堪父母逼婚自杀了。我身边也有朋友，被家里各种催婚，压力非常大。请问李老师，对于这样的父母有什么好的沟通方法吗？对于这种现象您怎么看？

■ 李银河

逼婚和催婚现象是一个典型的家庭问题，来自我们的家庭本位传统文化。在个人本位的社会，这样的现象会较少发生。因为我们的文化把家庭的价值放在首位，个人的价值放在次位，在二者发生矛盾时，后者一定要服从于前者。在与父母沟通时可以对他们说，我想把个人的快乐放在家庭价值前面，你们是希望我快乐的吧？如果是，就不要逼我了。

■ 可爱的兔 *：

中国人的传统择偶观普遍看重对方的经济收入、职业和工作稳定性、学历、对方家庭状况（父母要有较高退休金，没有经济负担，也同样是有文化教养的家庭等）等。如果择偶对象身高形象好、行为举止优雅、人品佳，对另一半好、三观正、两个人性格合得来，就太让人羡慕了。我觉得这些择偶要求虽然太看重物质条件，但好像也无可厚非。对以上择偶观您怎么看？盼复！谢谢李老师的点拨！

■ 李银河

我认为这些择偶要求或标准不能说有什么不对、不好，但是忽略了情感因素。择偶时应当更看重感情因素，即使双方没有发生激情之爱，至少要互相喜欢吧。而且应当把感情因素的重要性放在超过所有物质条件的位置，先要能够喜欢上这个人，再看他的其他条件。

■ 黄 *：

我和妻子结婚已经三年多，现在她已怀孕五个月，预产期在今年 7 月中旬。她不信任我的父母可以照顾好她，所以坚持要去月子会所坐月子，而我的父母都很乐意照顾她。我和妻子是教师，7 月正是暑假，我也有时间和父母一起照顾她，所以我和父母都不赞成她去月子会所。但是她决定的事情从来没有向任何人妥协过，我该怎么办呢？

■ 李银河

可以从花费和亲情两方面来沟通。为什么她决定的事就完全不能更改？你可以对她说，夫妻相处就是一个在大小事务上不断协商和相互妥协的过程，如果连这么小的事情都无法妥协，将来遇到更大的事情怎么和谐相处？又如何维持婚姻的存续？

■ 程一 *:

男性朋友认为婚后最好双方 AA 制，女性朋友希望男方多承担花费。您觉得婚后双方如何管理金钱最好？

■ 李银河

婚后金钱管理大致分为两种方式：一种是两人的钱放在一起，另一种是 AA 制。前者比较传统，后者比较现代，两种方式各有利弊，可以通过双方协商，选择你们认为最舒服、合意的方式。

■ 小缘 *:

今年听到了三个亲戚离婚的消息，内心很震惊。因为她们都在农村种地照看孩子也没有工作，离婚后相当于一无所有了，当时我看着挺心疼的。所以，我想问老师两个问题：为什么当前的农村 40 岁左右的中年人离婚率也在不知不觉陡然升高呢？说好的妻子负责在家相夫教子，丈夫负责赚钱养家的，现在赚到钱却将妻子抛弃了，这是为什么呢？我对现在的婚姻多了一份谨慎和恐惧，什么样的伴侣才可以相守一生呢？

目前农村的离婚率确实越来越高,男人外出务工是原因之一,他们在城市收入提高了,外遇的机会多了,就抛弃农村的妻子,是见异思迁、责任心下降的表现。能够相守一生的伴侣是互相有感情的,家庭地位是平等的,我建议夫妻双方最好不要分居两地。

■ **某女:**

老公32岁,结婚才一年就出去找"小姐",我感到特别愤怒和懊悔,这个心理障碍怎么破?还有,家里长辈打骂他,我带孩子闹离婚,他却依旧不认错也不肯离婚。请问老师,我现在该怎么办?

对于这种花心的男人恐怕不能等待他自己收心,如果他到老了才收心,你要一直等他到老吗?如果他不同意离婚,可以先与之分居,不过要注意保留分居证据。你提供分居两年的证据时法院会判离婚。

■ ly*：

请问什么情况下可以考虑结婚？在我看来有伴侣的最大好处是：有人陪伴不孤单。但是结婚以后，尤其生孩子后，烦心事太多了。结婚的好处和意义何在？

■ 李银河

结婚的好处是可以长相厮守。如果你非常喜欢对方，想有一个长期的一对一关系，就可以考虑结婚。如果怕生孩子太烦，有两个选择：一是改变态度，把孩子当作你们爱情的结晶；二是双方达成共识，选择丁克家庭生活方式。

■ 若*：

在婚姻中总是看不到希望，感觉在一起生活特别累，但是不得不顾及孩子和老人，总是纠结，总是在熬，难道女性婚后只有忍受和坚持吗？

■ 李银河

看来你们夫妻感情不是太好，你的婚姻关系更多是一种责任，缺少快乐。两情相悦可以补偿承担日常责任的劳累，如果不能相爱，至少可以享受一下性快乐。如果夫妻既无精神快乐，又无肉体快乐，只剩下责任，婚姻质量就太低了。可以寻求提供婚姻关系调适咨询的专业人员的帮助，夫妻双方共同努力，提高婚姻质量。

■ 某人：

前中央人民广播电台著名主持人兼心理治疗师青音和心理学家武志红参加的一期节目中，武从心理学和个人经历角度谈到了为什么父母会催婚，批判了封建性的所谓"孝道"。请教李先生，从您研究的角度来看，其中的原因是什么？子女对父母的"催婚"应如何有效沟通和回应？

■ 李银河

父母逼婚的原因主要来自传统的婚姻价值观。中国是一个家庭本位的社会，强调家庭的亲情，重视后代的繁衍。一些个人本位的社会就不会出现父母逼婚的现象，因为他们强调个人快乐这一价值。子女与父母的沟通重点应当是请父母尊重子女选择自己生活方式的权利，更加关注子女的生活质量，而不是一味按照习俗逼子女就范。国家新颁的

《民法典》明确规定"禁止包办、买卖婚姻和其他干涉婚姻自由的行为"，因此，严重的逼婚是违法的。

■ jenny*：

银河老师，上次听您讲座就很想问您这个问题，在场都是年轻的学生，就没好意思问。我43岁了，离异10年了。一直希望找到精神上契合的伴侣，但我找不到这样的能携手走进婚姻的人，这已经不是我的赛道，您明白？可我不愿单身，我渴望家庭生活。我现在有一个男友，在一起生活挺安稳，是可以进入婚姻的。只是他很简单，我们之间精神上没有太多交流。好像男人在精神上是独行者很正常，但女人在精神上有更高的追求时，有时就会有点看不上身边的男人了。

■ 李银河

你比较一下，自己内心更愿意接受单身生活，还是更愿意接受一个精神上没有交流的婚姻生活。选择自己内心更愿意接受的生活方式。

李老师能讲一下关于当下众多人选择单身的看法吗？我也想一直单身，在大学时期就一直坚定这样的想法了。

■ 李银河

从世界潮流看，从北欧国家开始，有很多人开始选择单身生活方式，不再结婚。目前北欧国家独居人口占总人口的 50% 以上；西欧、北美很多国家独居人口都超过总人口的 50% 了；日本单身人口占总人口的 40%。我认为最主要原因是从家庭本位价值到个人本位价值的转变。前者更看重家庭的完整和后代的繁衍，后者更看重个人快乐。

■ 静 *：

我 30 岁，女性，离异 1 年。现在社会对超过 27 岁没有结婚的女性抱有偏见。我自己也感到很大压力。明明适婚人口中有 3000 万男性多出来，未来剩下的绝对是男性，可我们却被称为"剩女"，并说女性过了 30 岁就不好生孩子。可是 30 岁真的很难生孩子吗？女人的社会价值就是生育吗？我们能做些什么事改变我们的现状，让更多的人理解单身大龄女性，减少我们的婚恋压力、生育压力呢？

■ 李银河

我很不喜欢"剩女"这一提法，因为它的前提是：所有人都必须结婚，不结婚的人就被剩下来了。过了 35 岁也许要算高龄产妇，但生育没有问题。我妈生我时已经过了 40 岁，也没遇上什么大困难。除了生育，女人还有很多事情可做，比如：当工人、当农民、当教授。除了结婚，女人还可以选择单身生活方式，从北欧国家开始，许多发达国家单身人群都占了总人口的一半，连日本都占四成了。中国也有这种发展趋势，婚恋和生育的压力会越来越小的。

■ 矛盾螺 *：

有时候很纠结一件事，一方面有性欲望，另一方面又不想花时间恋爱，因为还有很多更吸引我的与性无关的事，于是我觉得有需求时自己解决一下就好了，可是好像整个社会都在施加压力给我，所有人都在问我："又不是性冷淡，为什么不找对象？"找对象有那么重要吗？

■ 李银河

你找不找对象确实不关他人的事。因为一些习俗和行为规范对个人有很强的约束力，不许有人与众不同，凡事整齐划一，表现为很强的从众心理，这样是不对的。记住福柯的一句话：人其实比他以为的要自由得多。只要你有愿望，再加上一点勇气，就可以按照自己的意愿去生活，选择自己喜欢的生活方式。

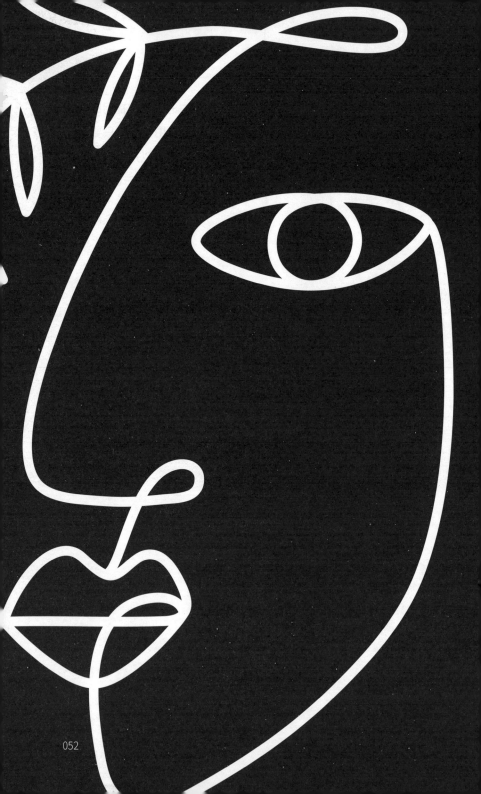

性欲

■ K*:

银河老师，既然食欲与性欲同为人的自然本能，为何性欲却在人类文化中有一个独特的地位？为什么各国的文化和部落的文化都有关于性的图腾、禁忌？

■ 李银河

食欲与性欲最主要的区别在于，食欲可以单独一人满足；性欲的满足却往往牵涉另一个人，要算一种社会行为。既然是社会行为就要遵循社会行为的规则，比如说不能强加于人，不能采取暴力手段，不能跟所有想发生关系的人发生关系。一个最典型的性禁忌是乱伦禁忌，禁止直系亲属之间的性关系。

■ 某*:

中国女性大都困扰于性羞耻的问题，如何理解这个问题，以及如何解除女性的性羞耻，您有什么建议？

■ 李银河

女性的性羞耻来自几千年男权社会在性问题上的男女双重标准：如果一个男人喜欢性，有很多性伴侣，得到的多是正面评价，如有钱啊、有权啊、有魅力啊，至少是身体好；而如果一个女人喜欢性，有很多性伴侣，则多是负面评价，如下贱啊、淫荡啊、可耻啊、违反妇德等。于是女性就会觉得性很羞耻，耻于言性，耻于承认自己的性欲望，耻于伸张自己的性权利，耻于追求自己的性愉悦。要解放女性的性欲望，建议从观念和行动两方面加以改造：在观念上要把对性欲望的负面看法换为正面看法，把视性为坏事转变为视性为好事；在行动上要鼓励女性勇敢地去承认自己的性欲望，伸张自己的性权利，追求自己的性愉悦。

■ **某人：**

李老师，如何理解弗洛伊德所说的，社会发展延长了从性成熟到生殖期的时间，加大了人所受到的性压抑。我们该如何看待社会的这一发展过程呢？艺术升华真的能成为自慰的替代品吗？那么性欲减退后是不是就会导致创造力的丧失？

■ 李银河

我不记得看到过他这个观点，但是他确实说过：性压抑是人们为文明秩序不得不付出的代价（大意）。福柯也表达过类似观点，即没有一个社会可以放任性的完全自由。我主张社会向快乐最大化、压抑最小化的方向发展，改变那些不必要的规则或"潜规则"（如男子的"处女情结"），只保留必要的规则（如惩罚强奸）。最重要的原则是自愿，如果强加于人，就须受到惩罚。弗洛伊德的升华理论是指人的原欲受阻之后升华至精神、艺术领域。由于性欲只是创造力的必要条件，不是充分条件，性欲获得满足也并不一定意味着创造力的减退。换言之，性欲只是艺术创造力的动因之一，不是全部，除此之外，还有智力、才能、勤奋等因素的影响。因此，性欲衰退应当不会导致创造力的丧失。

■ 逍 *：

我是一名高中生，我特别喜欢关注两性的问题，懂很多别人甚至男生都不懂的事。但我的同学们认为我是不正常的，要我少看那方面的书，而我只是纯粹对它感兴趣，请问我这样正常吗？这个问题已困扰了我好久，希望老师能给我解惑，谢谢您。

■ 李银河

我认为在青春期关注两性问题是正常的，看一些这方面的书也是可以的，符合人体发育的规律。但是，高中阶段是学习文化知识、增强体魄的关键时期，要把有限的时间和精力专注在学习知识和锻炼身体上，不要分散自己的注意力；同时要注意劳逸结合，培养有益的兴趣爱好，缓冲因身体快速发育带来的心理冲击。

■ yoyo*：

我最近在看的书上有一句话，"有的母亲无时无刻不在传达一种潜意识：男人是可怕的，美丽是罪恶的"，这句话看起来是错误的，但正确的是什么呢？男人不是可怕的，那他们是什么样的呢？作为一个女性，应该怎样看待男性？怎样看待自己的美丽和别人的美丽呢？

■ 李银河

这种观念是反性禁欲的时代流行的价值观，它的逻辑是：因为性关系是件坏事，而男人要跟女人发生性关系，所以男人是可怕的；因为性欲望是不好的，人的欲望总是指向美丽的，所以美丽是罪恶的。我们现在已经进入了一个不那么反性禁欲的时代，性可以被当作一件好事接受下来，如果你对人类性活动持一个基本肯定的态度，那么男人就不再是可怕的，而可以是可爱的了；美丽也就不再是罪恶，而是人人趋之若鹜的美好事物了。一位西方女权主义者为此专门写了一本书，论美丽是一种资源，你可以这样来看待美丽。

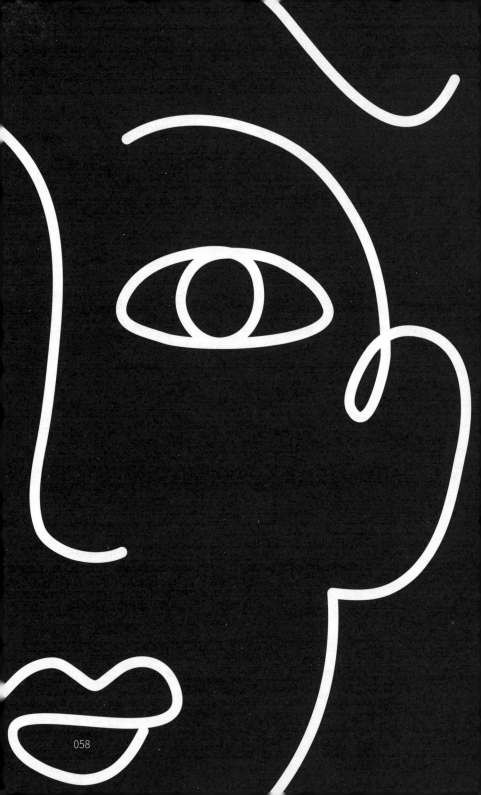

伴侣性关系

■ 彩 *：

老公和我已经两年半没有性生活了，看样子，一辈子都会这样了吧！有时，我不忍怪他，有时，我想离婚，可是，我怕对女儿成长不利。还有时，我在想是不是要找一个不爱的人来解决身体需求？给我个建议好吗？

■ 李银河

你先要搞清他是生理问题还是心理问题，说白了，是因为他病了还是因为他不想做。如果是前者，应当劝他去看医生；如果是后者，应当问清楚原因，看能否通过两人协商加以改善。两条路都走不通，可以考虑离婚。如果不想离婚，就要保持婚姻的纯洁性。婚内出轨是不道德的，也有一定的危险性——欺骗、背叛、放纵从来都是危险的，因为万一老公知道了，不知会做出多么激烈的反应。

■ 盈轻 *：

我和老公以前感情很好，夫妻生活也还和谐。六年前他去外地，我们开始两地分居，而我性需求极强烈，却无法得到满足，精神、情绪常常不好。两年前他又患上性功能障碍，即使一两个月回来也不愿与我在一起。现在甚至不愿与我说话。我非常痛苦！我是否还要维持我们的婚姻？

■
李银河 | 　　虽然自慰可以部分地缓解性需求，但毕竟不是长远之计。如果你愿意忍受没有性生活的婚姻关系或者他能治好病并改变对你的态度，可以考虑维持婚姻；否则就只能放弃了。

■ 维 *：

　　我老公今年 57 岁，从去年开始就不愿和我过夫妻生活，是有外心还是有病？

■
李银河 | 　　男性的性欲高峰在 20 岁，随后就会缓慢下降，到 57 岁时，性欲已经比较低下了。但是很多男性的性欲可以保持到七八十岁。你老公不愿过性生活，可能有多种原因，外遇、勃起障碍或者一般的性欲低下都可能造成这种情况。你应当与丈夫好好沟通一下，看看他属于哪种原因，然后有针对性地加以改善。

■ 某女：

会不会因为第一次不美好而对性无感？偶尔自己幻想一下感觉还不错，可对丈夫的要求大部分内心都是拒绝的，这样算性冷淡吗？唉，不想这样对他。

■ 李银河

女性第一次性交由于会发生处女膜破裂，伴有剧痛和流血，应当不会太美好。绝大多数的女性都会经历这个不太美好甚至是痛苦的第一次，她们不会因此导致不喜欢发生性关系，你多半也不会。这样想了之后，对夫妻生活就不会那么抗拒了。

■ 52赫 *：

对情与性关系的看法，是每个人的三观问题，有没有标准的法则可以评价？对于女性来说，怎样做到性与情的分开？

■ 李银河

在情与性的关系问题上有两种选择：一种人选择二者合一的关系，另一种人选择二者分开的关系。在法律允许的范围内，对这两种选择不应做道德评判，因为二者只有性活动质量高低之分。换言之，不可以说前者是道德的，后者是不道德的，只可以说，前者是质量高的，后者是质量低的。在社会生活中，情与性分开的关系大量存在，买春不仅是不道德的，也是违法的。很大比例上，没有感情的夫妻关系严格说也属于情与性分开的关系。为什么要去追求情与性分开的关系呢？它是质量比较差的关系。应当尽量去追求情与性合一的关系，那才是质量更高、快乐度和幸福度更高的关系啊。

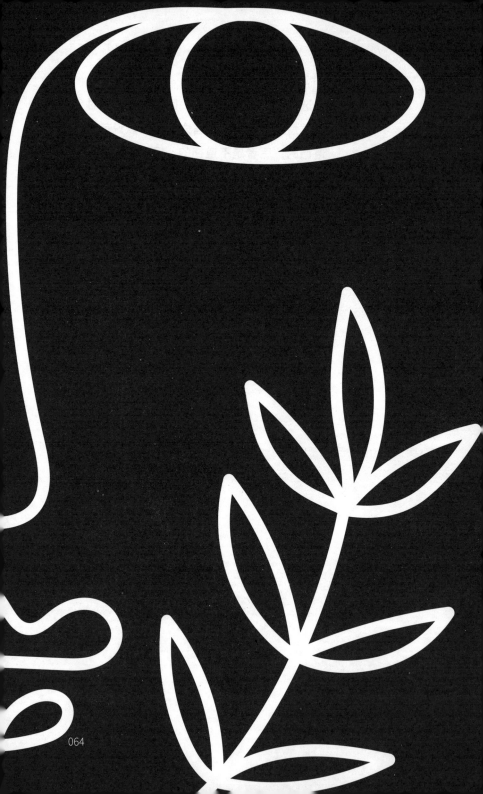

婚前性关系

■ 某男:

我女朋友今天向我坦白她高一的时候做过药流，没做任何检查和恢复措施，不知道对再孕有什么影响。我们已经到了谈婚论嫁的地步，我很爱她，可是我总会嫉妒她曾为一个对她不及我对她好的人付出过一切，是我不好吗？她能释然而我不能释怀说明我配不上她吗？

■ 李银河

由于在年轻人当中婚前性行为比例高企，很多男人在结婚时都会遇到与你类似的问题，即使女友以前没有做过人流，仅仅是与别人发生过性行为，情况也没什么不同。婚前性行为已经成为当代年轻人的普遍经历，当然不能说明你不好，你配不上她，只能说明你比她的前任男友更爱她，更配得上她。

■ 刘晓 *:

银河老师，您好，我是一名大学生。我想请问，在大学里到底应不应该和别人发生关系呢？

■ 李银河

近几年相关研究数据显示:(1)在国内,婚前性行为发生率为 71%;(2)中国人首次性行为平均年龄为 18.3 岁。中国法律没有明确禁止婚前性行为,自己选择,自己承担后果。

■ 某女:

我和现男友感情基础很好,我知道他不介意非处女,但还是骗他说我是处女,他相信了,我却充满负罪感。我该怎么办?

■ 李银河

与朋友的稳定关系不应当建立在谎言之上,你因为对他撒谎而充满负罪感,那是应当的,因为你欺骗了他,把你们的关系建立在谎言之上。破解的办法是对他说实话,承认错误。而需要承认的错误仅仅是你对他撒了谎,而不是此前有过性行为。因为与人发生性行为是你的权利,即使有点违反了婚前守贞的习俗,但是这样做并没有违法,也算不上什么惊世骇俗的大错误了。

■ 迪尔凯姆孙悟 *：

我今年大三，和男友交往三年了，一直保持着比较"纯洁"的关系。因为我们刚交往时就谈好，到不了结婚的程度就不要发生关系。可能是那个时候还小吧，没有这方面的需求。但这三年来我们经常一起过夜，总是有不想克制的时候，但最终都能忍下来。有时候我都不知道这样的坚持有什么意义。感觉我一直都把处女当作一个执拗的符号，这是一种什么心态呢？

■ 李银河

由于中国有很长时间的"婚前守贞"传统，所以"婚前守贞"已经成为一种集体无意识的思想进入到女性的内心了。我不劝你违背"婚前守贞"传统，怕你以后会感到后悔；我也不劝你遵守"婚前守贞"传统，怕你以后会感到遗憾。还是听从你自己内心的召唤吧。

■ 余 *：

看到了您关于处女情结的帖子，我想求您帮我解开我和我女友之间的烦恼，有时已经是生不如死的感觉了。我是处男，她是非处女，我开始以为我没有处女情结，但是发现随着相处时间的增加，我越来越在乎了。我们现在好痛苦，网上看了很多帖子，说非处男非处女一般不会有这种问题。主要是我是处男。网上也有相同经历的人说，这样的关系，男方有生不如死的状态会维持半年到一年半，有的人能挺过去，有的人不行，忍过去的话情况会好很多。老师，您能帮帮我吗？求您了。我们真的不想分开，但因为这个所累，有时感觉自己要疯了，每天只想睡觉，做什么事都没有动力。

■ 李银河

处女在有过性行为之后，与非处女在生理上肯定没有什么大区别，问题出在心理上。我不明白为什么你会感到生不如死，仅仅是因为有另一个人跟她发生过性关系吗？你是觉得自己吃亏了吗？或许是觉得你只有她一个性伴侣，可是她在你之外还有过其他性伴侣？你如果这样想会不会感觉好些：她在我之前还跟另一个男生做过这件事，她还是那个人，从生理到心理都还是那个人，只不过过去她喜欢他，现在她喜欢我了。我跟那个人相比，对她的吸引力更大些。

■ 唐*：

女生该怎么看待婚前性行为？在跟男友发生关系后怎么

调整自己的心态？

■李银河

　　婚前性行为的发生率在近几十年变化很大，从极少数人的行为（1989 年：15%）变成大多数人的行为（2013 年：71%）。与男友发生关系后，如果为丧失童贞而沮丧，就这样想想：有七成人跟我做了一样的事。于是就可以释怀。

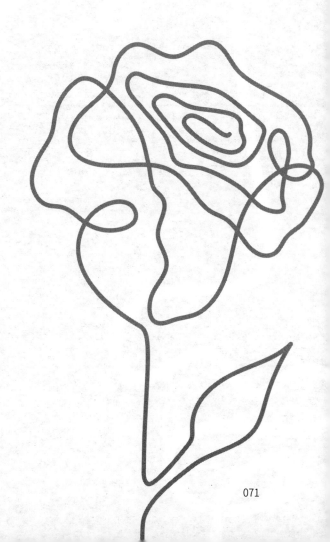

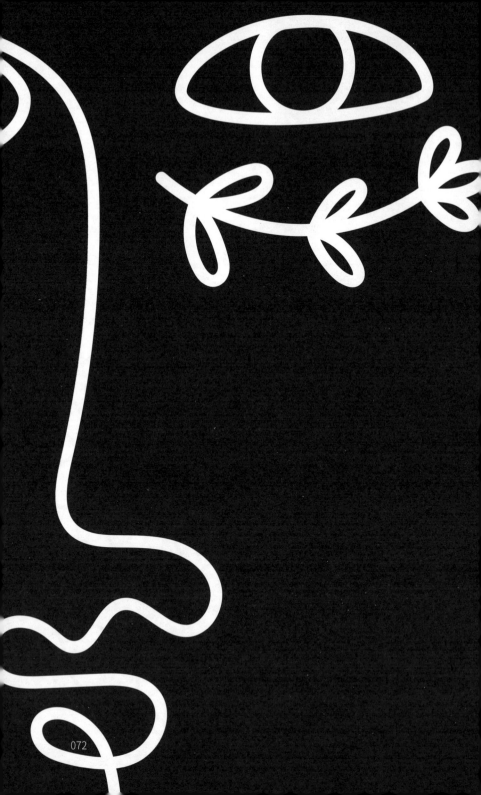

性倾向

■ 双木 *：

　　我对自己的性别认同很模糊，由此带来对同性、异性的感觉也是，觉得自己像男人也像女人，喜欢男人好像也喜欢女人，于是让自己多接触同性和异性的朋友。与一个女孩谈过恋爱，但是精神上我不喜欢她，甚至讨厌她，纯属激素的促使，让我对她产生依恋感，而且总是做与女性发生关系的梦。我一直不乏深入地剖析自己，感到非常纠结，因为我感觉我是一个男性性格的人，但是内向和自卑，以及家庭因素的影响，我爸太强，我妈太弱，很多事就可以想象了。我讨厌自己身上女性的弱小，更觉得所有女性都不可能是强大的，所以我一直都比较男性化，可是我好像也喜欢有力量感的男士，但又没有性的冲动。我感觉我是性欲比较强的人，性格里的极端两面性很困扰我，也许我这不算同性恋，只是观念导致的复杂的心理，求李老师答疑解惑，深表感谢！

■ 李银河

　　我以前看到英国的一份统计资料，在他们国家总人口中，同性恋占4%，双性恋占4%，未分化者占1%，你的情况看似属于"未分化"。对此不必太纠结，让自己的性向自然发展，自然流露，跟着感觉走就好了。

■ 水一 *：

虽然我查阅过有关同性恋的资料，但我还是对同性恋现象充满疑问，对同性恋关系仍想不明白，而且我也想不通男人和女人，就是异性恋是因为什么、基于什么因素而互相吸引的？究竟是什么在起作用，让两个不同的人会产生性吸引的，是心理因素还是生理因素？同性恋和异性恋究竟是文化教育起作用还是生物因素起作用？

■ 李银河

每当有人研究同性恋成因时，就会被提醒：异性恋的成因也是值得研究的。你觉得异性恋的成因也值得研究，在观点上绝对正确。性向究竟是如何形成的呢？先天说还是后天说，生理因素还是心理因素，一直争论不休，莫衷一是。目前性学研究对此并无定论，多数人认为是两种因素的叠加。

■ 思 *：

我是一个中年女性，无意中了解到同性恋乃至同妻吧、Gay 吧、变装吧等，震惊别扭之余，不禁思考和求问：是现在此类人群增多还是由于社会宽松及网络便利才显得到处都是？另外发现低龄男孩子很多，包括喜欢变装 CD 等，是青春期性冲动强烈好奇，还是社会家庭对男孩子过于溺爱、呵护使他们缺乏阳刚之气及担当，而形成愿意被保护的心理？因为纵观周围，确实许多家庭对男孩子过于细致照顾，生怕他们吃一点点苦，而许多女孩子家庭却放手让她们快意生活。很想听听您对这种社会现象的剖析，谢谢！

■ 李银河

社会调查表明，同性恋人群的规模并不会因为严厉打击就缩小，也不会因为环境宽松就增加，只不过在环境宽松时，同性恋的社会能见度会高一些。您看到的现象恰恰说明，我们现时的社会对同性恋比较宽松。同性恋的成因至今并无定论，也许先天因素和后天因素都有。男孩并不会仅仅因为被溺爱、被呵护就从异性恋变为同性恋，而很多同性恋男人也并不缺乏阳刚之气和担当。

■ 柏林日 *:

我发现一个人不管是和男人过一辈子还是和女人过一辈子，生活中碰到的问题是一样的。例如，双方父母怎么赡养，生活中为一些小事吵架，工作怎么处理，房子、车怎么买，柴米油盐酱醋茶怎么解决等。既然大家都是为这些烦恼，那为何要反对男人和男人过、女人和女人过？我不喜欢"同性恋"这个被定义的词，既然大家日子都一样过，为何用字眼区分开？李老师，您觉得我这样说算得上是一个辩论的理由吗？

■
李银河

你这个观点暗合福柯关于同性恋问题的看法。他说过，同性恋只不过是一种风格而已，并不是什么固定的身份。他研究过古希腊人对同性恋的看法，提出同性恋不是一个"to be"的身份，而是一种"to do"的行为而已。事实上，在古希腊，同性恋行为是常见的、普遍的，而"同性恋"这个词是19世纪才出现的。你不喜欢这个词，证明你这个人的思维方式很有古风。

■ 可爱的兔 *：

目前的社会对同性恋的歧视还是很多。好几个同事都严厉反对儿子学舞蹈、音乐等，认为娘得很，只能学体育。我在重点事业单位工作，该如何应对歧视？年龄渐大，面对关于婚姻状况的提问该如何回复？如何能有自己基因的孩子？领养有何要求？叨扰了！盼复！谢谢！

那些家长有同性恋恐惧症（恐同症），证明社会歧视还是挺严重的。你不用向同事解释独身的真正原因，只说找不到合适的人即可，除非你想在单位出柜。目前的情况是社会上层尤其是文化单位比起社会下层对同性恋接纳得更好些，你可根据自己所处环境做出判断和选择。想有自己基因的孩子，女同性恋比较好办，其中一人去精子库受精即可，但目前只有在国外才可以做；男同性恋只能找代孕母亲了，但代孕在国内也不合法，只能到代孕合法的国家去做。中国的领养手续比较简单，单身人可以领养，不必是一对夫妇，所以不存在国外同性恋者争取到结婚权还要争取领养权的问题。

■ 射声校 *:

有个关于同性恋的问题想请教：中国的同性恋真的那么多吗？我有时在网上看到的一些觉得就是拿同性恋做噱头的炒作。我认为现在开始出现同性恋的"逆歧视"，李老师，您怎么看？

■ 李银河

社会调查表明，在一个足够大的人群中，同性恋占有一个比较固定的比例，即人口的 4%，在一些大城市同性恋号称占人口 1/10，如伦敦、香港。相较小城镇和乡村，大城市对同性恋关系接受程度更高。你所谓"逆歧视"可能是指某些同性恋比较集中的行业，比如，有次我跟一个电视节目制片人聊天，他说：现在不是同性恋都快进不了我们这行了。我觉得他是开个玩笑而已，因为普遍对同性恋的社会歧视还是比较严重的，不然同性恋不会创造出独一无二的奇葩关系——形式婚姻，就是一个男同性恋找一个女同性恋假结婚，以应付来自家庭和工作环境中的压力。

■ 墨菲酋 *:

虽然时下对性取向的态度越来越开放，自我认知的问题却也是越来越严重了，很多人不管是婚后才知道自己有同性倾向也好，还是同性倾向多年后发现自己喜欢异性也好，更有甚者认真考虑，却发现自己不知喜欢同性还是异性。请问如何能让自己用一种比较科学的态度来审视自己的性取向和感情取向？另外，"生理取向"和"心理取向"是否可以分开处理呢（似乎男女的角度都不同）？

■ 李银河

看到英国的一份统计资料，人口中 91% 是异性恋，4% 是同性恋，4% 是双性恋，还有 1% 是"未分化"，我想你说的这种情形就应当属于"未分化"吧，对自己的性倾向尚未明了。所谓"正确的科学的"态度其实很简单，就是直接叩问自己的欲望，我是更喜欢同性还是异性呢？前者就是同性恋，后者就是异性恋。如果同性异性都喜欢，那就是双性恋。再补充一句：如果同性异性都不喜欢，那就是无性恋（Asexual）。

■ 月 *：

我是一名从事同性恋公益组织工作的人士。最近看到淡蓝耿乐和 Blued 获得了两项国际大奖，就想问一下，您觉得这个对中国同性恋公益组织或者权益进程是否会有些影响，会促进中国社会的认识吗？

■ 李银河

我认为他们获奖会产生正面的影响，会促进中国社会更加重视"粉红经济"，关注同性恋权益，降低对同性恋的社会歧视。

■ 某人:

请问李老师，中国政府对 LGBT〔Lesbian（女同性恋者）、Gay（男同性恋者）、Bisexual（双性恋者）、Transgender（跨性别者）〕的态度如何？近些年的发展如何？中国有望立法保护 LGBT 群体吗？

■ 李银河

传说是采取"三不"主义：不支持，不反对，不提倡。从进入新世纪以来，在媒体报道方面有开放趋势，自从 2011 年《中国日报》正面报道"上海同性恋自豪日"系列活动开始，媒体报道的审查尺度有宽松的趋势。但是反歧视法或保护性法律以及同性婚姻法案还远远没有被提上议事日程。

■ Ying*:

照中国现在的发展和思想的开化，中国要实现同性伴侣合法化的路依您看还需要走多少年？现在，除了您还有多少像您这样有影响力的人在努力做这件事？

■ 李银河

具体时间表很难说，我估计应当再努力几十年吧。除了我，还有很多 LGBT 的群体在积极争取，比如，同性恋亲友会、淡蓝、热拉等。

■ 凶狗睡小 *：

我想问李银河教授，您认为中国的同性婚姻合法化还要多久？

■ 李银河

凡涉及政治变迁，最忌讳的就是开列时间表，比如，我说中国的同性婚姻明年会批准，可是明年并未批准，那么我就很尴尬。在这个问题上我只能说，我抱乐观态度，因为同性婚姻是世界潮流，也因为中国的性文化中对同性恋并无强大的反对力量，相信在不太久的将来，中国就会有同性婚姻的。

■ 杨义 *：

我是一名社会学专业的学生，现在世界上许多国家都承认了同性婚姻，您作为一名研究性学的社会学家，对同性婚姻合法化是如何看待的？在您看来，我国距离实现这个目标还有多远？我们作为社会学专业的学生，又能为此做些什么？

■ 李银河

我是主张同性婚姻合法化的。我国距离实现这个目标还有很远的距离，主要的阻力来自两方面：一方面是社会歧视程度还是比较高的；另一方面是少数族群特殊利益表达机制不够完善，比如，在人大代表中有农民工的代表，却没有同性恋的代表。作为社会学专业的学生，我希望你关注这个少数群体的生存状况，如果将来有机会做与这个群体有关的工作，例如社工或传媒类工作，应当传播反对社会歧视的观念，使得他们的生存状况得以改善，其中就包括结婚权利的实现。

■ 无名：

对中国同性恋人群权益合法化进程，有什么是我们普通群众能做的？有哪些我们现在就可以着手进行，能够对更广大、思想更封闭的人群产生影响和改变的活动？进而推广到整体 LGBT 群体呢？我个人作为 90 后出生的青年，非常希望在有生之年看见祖国的最高法院也通过宣布同性婚姻合法的法案。感谢您的一切努力。

■ 李银河

看到你这样的 90 后青年的观点，我感到欣慰，我看到了 LGBT 群体的未来，看到了中国进步的前景。我认为普通群众能够做的事有两类：一类是善待你周边的 LGBT 人群和个人；另一类是在网上发声反对歧视，支持 LGBT 权益，改善这个人群的社会处境。

■ 喜绕桑 *:

李银河老师，您如何看待国人恐同的现象？

■ 李银河

国人恐同现象还是比较严重的，反映出对同性恋的社会歧视还是相当严重的。形成原因是多方面的，既有对同性恋的不理解、不宽容，又有传统文化思想的影响，如家庭观念和传宗接代观念。希望大家能够对仅仅与己不同并未伤害自己的性少数族群持更加宽容的态度。

■ FADE INTO VIE*:

现在随着时代的进步，越来越多人开始接纳同性恋。但是有的人会接受女同，排斥男同；也有的人接受男同，排斥女同。您怎么看待这种现象呢？

■ 李银河

这种现象比较奇特，一般的现象是：对女同性恋接纳程度高的人对男同性恋接纳程度也高，排斥男同性恋的也排斥女同性恋。但我的确有这样的印象：中国社会对女同性恋的接纳程度高于对男同性恋的接纳程度。我推测这种现象来自盛行了几千年的男权思维方式，因为社会一直是男尊女卑的，所以一个女人有男人气被认为是自我拔高，比较容易理解；一个男人有女人气被认为是自我贬低，比较难以理解，因而更受排斥。此外，在人们的印象中，女同性恋比较看重感情，喜欢一对一的关系，而男同性恋比较随便，喜欢一对多的关系，因此大众对男同性恋更加排斥，对女同性恋比较宽容。

■ 肖子 *：

身边有一部分人相当反感 LGBT 群体，我觉得他们很不宽容。但是我也不能容忍别人反感 LGBT 群体，自己这样是不是也是不宽容呢？我该怎样有效地表达对 LGBT 群体的支持又不会招致别人反感？

■ 李银河

自由主义的宽容精神体现在一句名言上面：我虽然不同意你的观点，但是誓死捍卫你发表观点的权利。让他们去发表反对 LGBT 的观点，你只表达自己支持 LGBT 的观点即可。

■ 求匿名的壹堆 *：

我是一名生理女性心理男性的跨性别者，正在上大学，并且已经有固定伴侣。我身边大部分人都"出柜"了，但是还没有对父母和家人说过自己"出柜"。知道您一直关注此类话题，并且在为中国的性取向平权一直做着很大的努力。因为我现在正在为一些同志平权的社会组织工作，而这样的组织大多来自民间，因为此类话题的特殊性导致潜在受众大而实际受众特别小，加之我国社会的现状使得很多类似国外的游行活动等无法开展。而想最终实现平权，就要让人们接受我们的存在并且了解我们的需求，所以这些活动又变得很有必要。因此我想问下李老师，作为同志平权的 NGO（Non-Governmental Organization，非政府组织），需要实现什么样的职能、提供什么样的服务，才能真正对社会起到作用，推动中国同志合法化的进程呢？谢谢您。

■ 李银河

我想，同志平权组织的主要功能应分为两大类：一类是为 LGBT 人群服务，包括他们的咨询服务、交友需求、联谊活动、防病宣传教育等；另一类是对一般社会人群的宣传推广，包括媒体监督（看有什么错误的不利于这个群体的言论，加以纠正），在各类媒体对这个群体状况的传播，举办反歧视类的宣传活动等。（例如，北京前门大街的一次同性结婚行为艺术表演，就是一次成功的活动。）

■ 水一 *：

有些同性恋说他们不在乎爱上男人女人，只要爱就好了，对此我表示惊讶！那么，同性恋是不是都是快乐至上主义者？同性恋是不是过分放纵人的动物性，让自己脱离社会秩序，过分崇尚和追求个体自由？可人是活在社会中的人，就应该受社会秩序约束，是吗？当然了，如果说异性恋面对同性与同性恋面对同性是一样快乐的，只是异性恋可以因为社会秩序而放弃这种快乐，也许可以指责同性恋太追求自己的快乐了。对此纠结中。

■ 李银河

你的思维有点混乱啊。首先，如果一个人说他不在乎恋爱对象是男是女，那么他就既不是同性恋者，也不是异性恋者，而是一位双性恋者。其次，人不会因为两性都爱就成为"过分放纵人的动物性的快乐至上主义者"，没有证据表明双性恋者比同性恋者、异性恋者的动物性更强。最后，你所说的那位为了社会秩序而放弃爱同性的异性恋者（实际上是双性恋者）和那位为了个人快乐而不愿意放弃爱异性的同性恋者（实际上是双性恋者）在现实中根本不存在，因此，同性恋者对个人快乐的沉迷和异性恋者对社会秩序的遵从，这样一种区分也根本无从谈起。你不必纠结了，建议稍微学一点形式逻辑，先搞清 A 等于 A 以及 A 不等于非 A 这样的思维逻辑，再来研究这个问题，就比较容易想清楚了。

■阿 *：

想问关于我自身的问题，如果因为不可改变的事情对异性产生抗拒、对同性喜欢，即有后天同性恋的倾向，应不应该试图"改正"呢？可以"改正"吗？（当然，本人对同性恋并无歧视，只是觉得对性向要有认真负责的态度。）

■李银河｜既然是后天形成的，就应当是可以改变的，找到促使你对异性产生抗拒、喜欢同性的原因，把它想清楚，克服掉，就可以改回去了。至于应不应当改回异性恋，却完全可以听从自己的内心，自己愿意改回去就改回去，不愿意改回去就不改了。最终的标准是快乐，因为性本来就是一件给人带来快乐的事情，选择同性恋还是异性恋，就看哪种性关系能给你带来快乐。

■Smile*：

我一直很困惑，在很多年前，偶尔一次，陌生中年妇女从我身边经过，我感到自己莫名有性的需求，她的相貌非常普通。很多年来，我在与异性的性生活中靠着与女人的幻想才能完成。现实生活里我并没有与女性有过性接触……请问老师，我这样的属于什么？

■ 李银河

有三种可能性：（1）你是一位潜在的同性恋者；（2）你是一位双性恋者；（3）你是一位跨性别者，就是生理女性心理男性的那种人。

■ Cavidar*：

越来越会被女性吸引，而难以喜欢上一个男孩子。但心里又其实更多的是对女性感情方面的喜欢，而对男孩子又有性方面的欲望。想问银河老师，我该怎么判定自己的真实的性取向？这个问题困扰我很多年了，感谢。

■ 李银河

有两个可能性。一个可能性是，你是一位异性恋者，因为性倾向主要是由性欲的指向来定义的，你在情感上喜欢女性，性欲还是指向男性，那么就可能是一位异性恋者。另一个可能性是，你是一位双性恋者，就是男性也爱女性也爱的那种人。

■ 思 *：

李老师，您对同妻怎么看？尤其是被骗婚的同妻？

■ 李银河

被骗与男同性恋者结婚的女人是最痛苦与最受伤害的一群人，社会应当在同情和关爱她们的同时，想办法帮助她们走出不幸的婚姻，抚平心理的创伤。

■ 潘 *：

据您的研究，形式婚姻会引起的麻烦有哪些？

■ 李银河

一位男同性恋者和一位女同性恋者缔结的形式婚姻有可能导致的麻烦有：财产纠纷、生育问题、离婚时孩子的归属问题等。

■ 艾昭 *：

老师，您是怎样看待酷儿理论的？

　　酷儿理论是西方关于性少数族群的最新理论，偏重从社会建构论角度分析性少数族群，反对生理决定论。出版过一本译文集，书名就叫《酷儿理论》，其中我最喜欢的一篇是葛尔·罗宾的《关于性的思考》，该篇是名篇，声誉极高，把性问题讲得十分透彻。

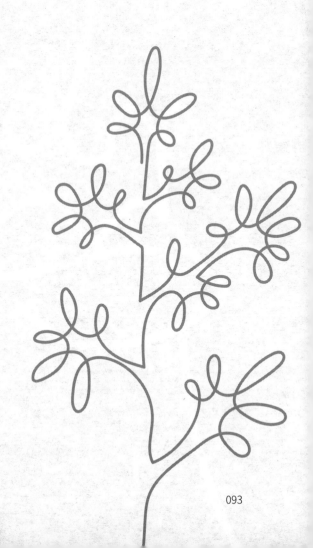

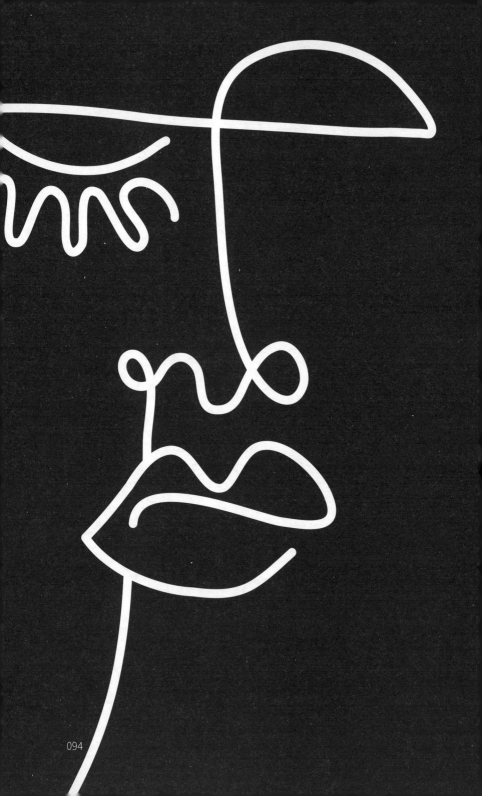

双性恋

　　大学的时候我有个特别好的朋友，我们玩得很好，后来她有了男朋友慢慢疏远了我，我们吵架，她就跟我绝交了。我非常伤心，直到三年之后，不小心加她 QQ，她告诉我她很喜欢我，只是那时候不敢承认。那时候我不知道自己也喜欢她，一直以为是好朋友。后来我们在一起三个月，她又慢慢疏远我，然后选择跟别的男人在一起。你说我们到底是怎么回事？她是异性恋吗？我是双性恋吗？虽然一直没有遇见心动的男生，但是我并不排斥男的。我很恨她，恨她那么绝情，不能跟我好好地沟通，现在我们又绝交了。这到底是怎么回事？

■ 李银河

　　看你俩交往的情节，她可能是双性恋，你也可能是双性恋。因为你们对同性、异性都不排斥。好好去交个朋友就好了，不用太看重性别因素。换言之，不必先确定自己的身份（性倾向）然后才去交朋友，而是先去交个朋友，再从自己对对方的感觉中去确认自己的性倾向。

■ Akite*:

　　我是女生，我在遇上初恋之前一直都只对男生有好感，后来遇见了初恋，她跟我讲了她与女生在一起的事情，当时也觉得自己是不是受她的影响，在遇见她之后就会忍不住被中性气质的女生吸引，也会对女生有性幻想，但当被女生吸引以及有性幻想时我总会投射男性的影子在她们身上。如此说来我把自己定位为双性恋还是说我对初恋的感觉仅仅是个特例呢？另外喜欢有中性气质的人是不是自己也变成中性打扮比较好呢？因为我的长相非常女性化，外表同我的内心状态不一致，这也是一直比较困扰我的一点。

■ 李银河

你如果和初恋分开之后完全回归异性恋，那么你对初恋的感情就仅仅是个特例；如果之后还一直喜欢女性，那么你就是双性恋。喜欢有中性气质的人不必自己也变得中性打扮，也许你喜欢的那个有中性气质的人喜欢的就是女性十足的你，而不是有中性气质的你。

■ 胡世 *：

我是一个双性恋，我（男生）喜欢一个男孩子快三年了，相处一直很好，而且我对他很好，周边的朋友和他自己都知道我喜欢他，但只是一直开玩笑不真正戳破。他过生日我还送他生日蛋糕亲了他，他也没拒绝，他还在微信朋友圈发生日蛋糕图片配上一个心。我经常在朋友圈发我和他的合照，说我们是一对，他也不回复我。因为工作不在一个地方，所以每个月我们只联系一两次，我经常主动找他，他偶尔找我。前阵子他生日，我写了很长的祝福，很真心很感动（祝福里隐约说我在这段关系里很累，这段感情要结束了）。但是他没有回复我，后来只是像没看到一样和我聊了几句其他的事。我认为他不在乎我，后来和他争吵，说要永别。他说他认真看了祝福，但是他说自己很内向，不知道表达什么，他是在乎我的，还要来我的城市看我。他是怎么想的啊？他真的在乎我吗？李老师，我该怎么办？

■ 李银河

　　从你描述的情节看，他对你兴趣不大，你们又分居两地，无法常常在一起。建议你放弃他，去寻找更加在乎你、爱你的伴侣。

■ 周 *：

　　请问怎么区别双性恋和单纯只是骗婚的同性恋？我真的不太相信双性恋，特别是在中国同妻没什么保障的前提下，如果有天结婚后发现丈夫和男人出轨，对方却解释说是双性恋，我能相信吗？

　　双性恋和同性恋是很好区分的，男同性恋一般跟女人做不成或者非常不喜欢做，而双性恋是喜欢女人的，试一下就清楚了。至于婚后丈夫万一出轨，那就是违反了忠诚承诺的，是违反婚姻道德的，无论他出轨找的是女人还是男人都没什么可解释的，都是没有正当理由的。难道说因为他是个双性恋，出轨就有了正当理由吗？

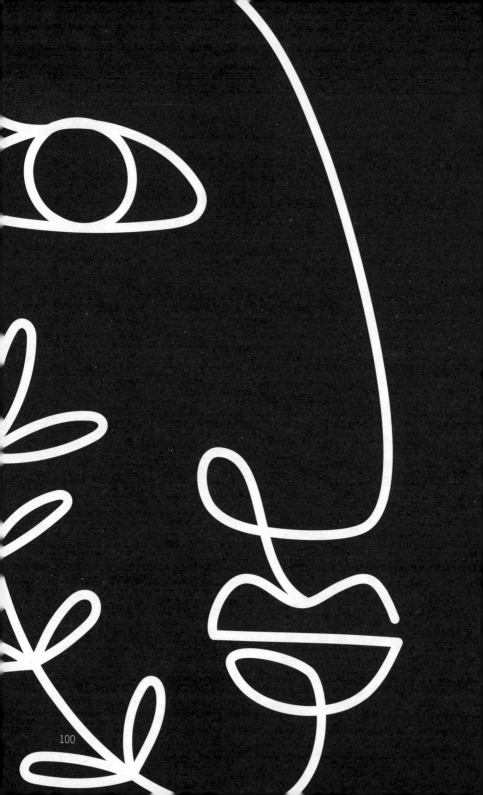

跨性别

■ 麦茬 *：

　　我是一名大学四年级女生，从小到大，对性，对自我的认知，我一直存在着困惑，恳求李老师指点迷津。五六岁时起，我就非常排斥女生的一切，不允许自己有哭哭啼啼、柔弱等女生表现，非常渴望男生的着装及他人对我男性身份的认可。比如，别人说我是假小子我就会很开心，也特别渴望和男生结交兄弟般的情谊，也特别希望可以找到一个懂我不嘲笑我的知己。到了初中十几岁的时候，身体开始发育，我开始讨厌日渐隆起的胸部，那个时候特希望自己得个乳腺癌之类的，这样就可以把它们切掉了。每次洗澡看到自己的身体都有一种生不如死的感觉。同时，我开始喜欢女生，乐于在她们面前表现自己，但从未对谁表白过，因为我很不想自己是同性恋。直到现在，我依旧很排斥女性的着装，但过于男性化会被别人指点，我现在很痛苦，觉得很窝囊。老师，我想请教您：我是易性癖还是同性恋？我应该怎么来改善我现在的心理状况？

■ 李银河

　　你是非常典型的跨性别者（过去医学名称是易性癖，因"癖"字有贬义，现在一般不用，而用"跨性别"），就是生理女性，心理男性。性别认同与众不同和性倾向与众不同是两回事，前者是跨性别，后者是同性恋，你显然属于前者。

■ 3MING*：

我是一名大三的学生，今天这个"你是很典型的跨性别"主题的讨论让我很想向您请教一个问题，希望您能看到并解决我的疑惑。我和您说的跨性别的女生情况基本一样，从小到大喜欢男孩子打扮，喜欢吸引女孩子的注意，爱逞强，对别人叫我一切女性的称呼感到厌恶。可由于我的成长经历不允许，我虽然是男性的思维，可没有男性的魄力、爱好和能力。不知道是不是这个原因，使得我竟对两个男生有过好感，可我大部分还是喜欢女生，情感经历也都是和女生有关。而且除了那两个男生以外，对其他男生无感，并且和男生相处起来像哥们。可那两个男生的存在让我对自己的认知产生困惑，想象和他们在一起的样子，也是像男孩子一样的我，竟有种说不出的情愫，不知道我到底是怎么回事。请您帮忙解答一下，谢谢啦。

■ 李银河

跨性别者大多数是异性恋，也就是说，像你这样女跨男的人，大多是喜欢女孩的。但是也有少数跨性别者是同性恋，就是你对那两个男生的感觉。如果你自己认同女性身份同时既喜欢男性又喜欢女性，那么你就是个普通的双性恋者；但你是认同男性身份的，并且以男性的身份喜欢女性也喜欢男性，那么你就是一个跨性别的双性恋者。这个定位听上去像绕口令，你明白了吗？

■ 待 *：

我是一名大四男生，我喜欢男生。但我不知道自己是以男生的身份还是以女生的身份去喜欢一个男生的，就是我不知道自己是同性恋还是性别认同障碍患者。

■ 李银河

性学目前对跨性别人群不称"性别认同障碍患者"，即不认为这是一种疾病。你的身份认同很简单：如果你认为自己是个女性而爱男性，那么你就是个跨性别者；如果你认为自己是个男性而爱男性，那么你就是个同性恋者。

■ 无招胜有 *：

我是一个女生，今年27岁，我自认为应该是个男人，我爱男装、束胸、爱干体力活儿，我不喜欢女孩儿，不想结婚，只愿一个人到不认识我的地方生活，我这种情况是病态的吗？因为妈妈整天逼我找男朋友，让我赶紧结婚。我很痛苦，不知道该怎么办。

■ 李银河

你是一位跨性别者，即生理性别与心理性别不一致的人。跨性别者多数是异性恋者，也就是说，像你这样的心理男性大多是喜欢女性的，可是你不喜欢女性，那么你的性倾向有两个可能性：一个可能是跨性别的同性恋者，就是你心理男性而喜欢男性；另一个可能是跨性别的无性恋者，即你是心理男性而男女两性都不喜欢。如果你是前者，就解决了你妈妈的问题，正好可以找个男人结婚——可你妈不知道你是同性恋婚姻，还以为是一般的异性恋婚姻呢；如果你是后者，那就到一个没人认识你的地方去过你的单身生活。现在单身人群有扩大趋势，在很多国家都占到人口一半了，中国的单身人口也会越来越多的，独居生活方式已经渐渐成为一种现实的选择。

■ 待*:

我是一名大四的男生，由于从小被父母当成女孩子来养，所以现在的性格很像女孩子。喜欢和女生玩，把她们当好闺密，暗恋男生，经常幻想自己是女生和男生交往。内心也曾想过变性，但欲望不是很强烈，也不讨厌自己的生理构造。目前最困扰我的是，我一直试图以女生的身份和女生在一起玩，她们却把我当成男生，这样让我很不舒服。想从男生那里得到安慰和保护，当然也不可能如愿。另外老是怕别人说我性格娘，就不敢和别人交流，所以越来越孤僻，朋友也很少。现在我都有抑郁症了，觉得自己的世界一片灰暗，没有一点色彩。生活中没有一点能真正让我开心的事情。唉，我要是女生就好了，就会有很多闺密，也会有男生来让我依靠了。我能不能改变目前的这种状态？如果能改变，我应该做些什么？这样的日子真的好痛苦……

■ 李银河

你属于 LGBT 人群当中的 T，即跨性别者，生理男性，心理女性。这个人群比同性恋还小众，同性恋占人口 4%，你们比同性恋的比例还低很多，不容易交到朋友。要想改变目前状态，首先要自我接纳，既然自己是这样一个人，也没有什么可指责的，自我接纳后，就不怕别人说你"娘"了；其次要去寻找"组织"，找到跟自己同类的人，跟他们交流，疏解自己的郁闷；当然，真正能够让你高兴起来的还是像个女生那样去找个男生做朋友，找到自己的另一半。但你要做好充分的思想准备：你找男朋友比一般人要困难些。但是只要你加倍努力，一定能够找到你喜欢的人。再说，即使是生理女性也不是那么容易就找到自己另一半的啊。

■ Hawaii*:

心理性别是男还是女怎么区分呢？我生理上是女性，心理上自我感觉很中性，也没觉得女性的躯壳有什么问题，性指向是男性，很厌恶和女性有亲密接触，比如，牵手、拥抱。这种在女生间很正常的亲密举动我都很反感，我更喜欢和男性玩。突然发现您说跨性别者中的同性恋也表现为喜欢异性，我就糊涂了，心理性别自我感觉中性的人怎么划分呢？

■ 李银河

性别认同和性倾向是两回事：单纯性别认同与众不同的叫作跨性别，单纯性倾向与众不同的叫作同性恋。但是有极少数人在性别认同和性倾向两方面全都与众不同，他们既跨性别，又同性恋。你的情况更特殊些，因为你的跨性别不完全——完全是男跨女或者女跨男，你只跨了一半，只是"感觉中性"而已。

■ Zzz*:

有位 20 岁的女孩，其衣着、发型、言行举止都很中性化，是不是有三种可能：（1）追求个性化的外表，是异性恋。（2）同性恋里的 T。（3）跨性别者。（或者还有更多的可能？）在和她不是特别熟稔、不可能贸然谈及这些话题的情况下，有没有办法判断她是哪一种呢？我很喜欢她，渴望了解她。希望得到老师的答疑，谢谢。

■ 李银河

三种可能都有，无法仅凭外表判断她属于哪种情况。如果不好直接开口问，可以跟她抽象地谈谈这个问题，比如：你觉得外表中性化的人是不是全都是跨性别者呀？看她如何回答这个问题，再从她的回答中判断她属于哪种情况。

■ 幸*：

我从小喜欢异性，我是女孩，大学时认识一个打扮像男性的女孩，一开始是抗拒这种情愫，最终还是因为相爱并走到一起。她是一个心理男性生理女性的人，也就是跨性别者（未做变性手术）。我们在一起五年，我现在26岁，也是到了被父母逼婚的年纪。我想效仿"出柜"选择所爱的人，可自己并不是同性恋。我应该如何定义自己，可以采取"出柜"的方式吗？

　　"出柜"一般是指同性恋者对他人公开自己的性取向。你其实是一位异性恋者，只不过你爱的不是一般男性，而是生理女性心理男性的跨性别者。就像金星的德国爱人并不会因为爱金星就变成同性恋一样，你也不会因为爱他（她）就变成同性恋。你对自己的定义应当是一位异性恋者。在父母逼婚时，你可以对家人宣布，你将与他同居，你们是一对恋人，他虽然生理是女性，但心理上其实是男性。

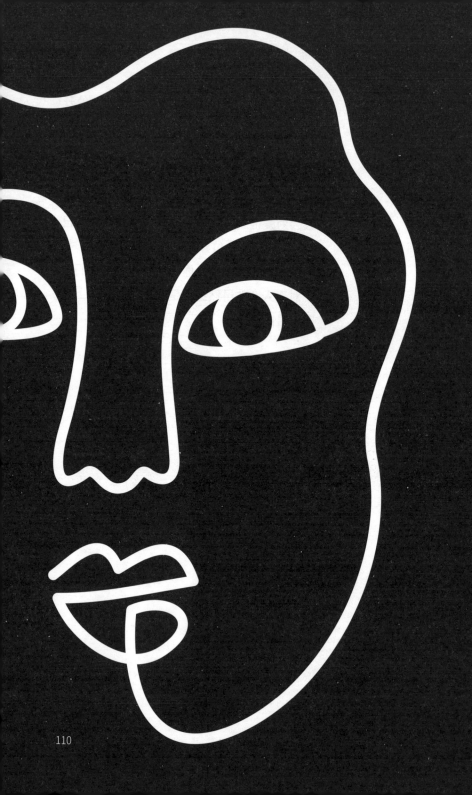

耽美现象

■ 婷*：

　　银河老师，我认为近两年蓬勃发展的腐女群体跟性压抑有关，是对男女平等的一个反抗性表达，想请问银河老师怎么看？

■ 李银河

　　腐女现象（欣赏和追捧同性恋美男）的成因很值得研究，成因之一应当是性压抑。调查表明，腐女的家教一般偏严，父母严禁女儿过早涉足异性恋情和性活动，她们将注意力转向同性恋美男应当与此有关。至于腐女现象是否源于对男女平等的反弹，则并无明显证据。把男性当作审美对象，将自身视为审美主体，反倒是女权的表现，因为在男权社会，只有男人才是审美主体，女人只是审美客体而已。

■ Lzm*：

　　为什么这么多腐女支持男同，喜欢男同，而喜欢百合、拉拉的就少很多，很多腐女甚至还讨厌百合和拉拉？

腐女现象是从日本传来的，其中多为情窦初开的异性恋少女。她们之所以欣赏男同性恋的动漫和小说，一是因为喜欢看美少年，二是因为喜欢看恋爱故事，三是因为同性恋美男是最不可能成为她们现实恋爱对象的男人。这三点正好符合这个年龄段的少女的需求，所以受到追捧。而腐女的性倾向多为异性恋，所以不会喜欢拉拉。

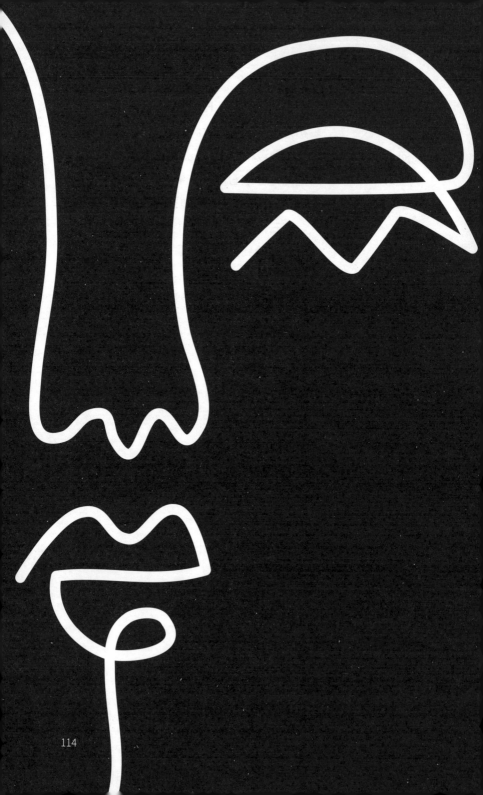

出轨

■ Sd*:

已知对方在婚姻状态下而与其交往，从道德层面来说确实不可以被理解。但双方互相吸引时，无视一方的婚姻状况并且毫无所求（要求对方离婚或者像男女朋友一样约会）的情况下，似乎又不觉得有很大的过错，连自己都被自己说服了，仿佛可以用自由的世界观来解释和接纳。这时应该怎样处理？一方面明知违背道德，一方面又不想放弃对方，我也不认为我的想法和影视剧里下三烂的情节类似，只觉得和文学作品、电影里的情节类似，没必要为了世俗的眼光而终止。进而发现身边有很多这样背负着秘密的情侣。真的有答案吗？

■ 李银河

如果交往仅仅停留在精神层面，似乎从道德上看问题不大。希望不要发展到肉体关系，那就确实有道德问题了，而且可能导致对对方婚姻关系的伤害。

■ Haruhi*:

本人女，未婚。对于有观点说男人可以找情人而女人为什么不可以，其实我是非常赞同的。但在我和女伴分享这个观点的时候，被指认说这是最愚蠢的做法。虽然我内心仍然如此认为，但的确对我也产生了一定的冲击。因为在我看来理所当然的事情在别人看来竟然是一件愚蠢的事。我感到非常不解。对于社会中是否普遍这样认知也并不是很确定。对于我自己今后若是面对如此情景、面对周围人甚至亲人的压力能否坚持如今的想法也不太确定。所以想请银河老师帮忙分析一下为何会产生这种分歧以及进一步谈谈您的认识。谢谢! 虽然有可能是我内心想法不坚定，或许也是我杞人忧天。万望老师解答! 十分感谢!

■李银河

我想你的女伴的想法是，即使老公出轨，妻子也应当继续守贞，因为这样做老公会觉得对不起妻子，婚姻还能维持; 如果妻子也出轨，婚姻也许就不能维持了。对于还想维持既无爱无性、老公又有外遇的婚姻来说，妻子的这种报复性的做法确实是愚蠢的。那么，分歧就在这里了: 你是想继续维持这段令人不快的婚姻呢，还是愿意放弃以便找回心理平衡? 如果你要的是前者，那就忍着; 如果你要的是后者，就不必忍。

■ Simple Melod*:

我们是三线城市的一个小家庭。我和妻子去年刚结婚，前不久妻子哭着对我说她老爸在外面有个相处了五年的小三，我们结婚前，她老爸用钞票"了结"过此事，但最近我妻子看到她爸爸裤子口袋里有一张汇款单，发现他们又有金钱来往，搞得妻子家人都很难受。我妻子和她爸说了很多次了，他也老是支支吾吾的，没个准话。我们该怎么办？

■ 李银河

可以让你妻子的妈妈把汇款单留作证据到法院申请离婚，《婚姻法》规定，有过错方不分或少分财产。如果他同意离婚那就基本需要净身出户，如果他不愿离婚也会感觉到威慑，出轨行为会有所收敛。

■ 初夏时 *:

老师，我和老公已经有十年的无性婚姻了，现在我爱上了一个小我 19 岁的同事，他未婚没有女朋友，对我也有好感，我该不该去争取呢？

■ 李银河

最好先离婚然后谈恋爱，婚外恋是违反婚约的，双方在缔结婚约时是有忠诚承诺的。

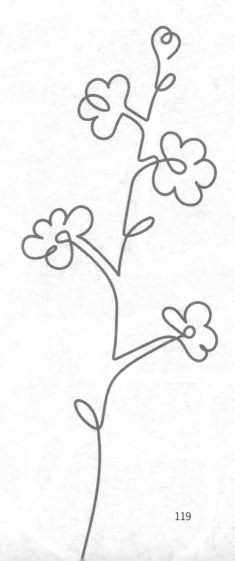

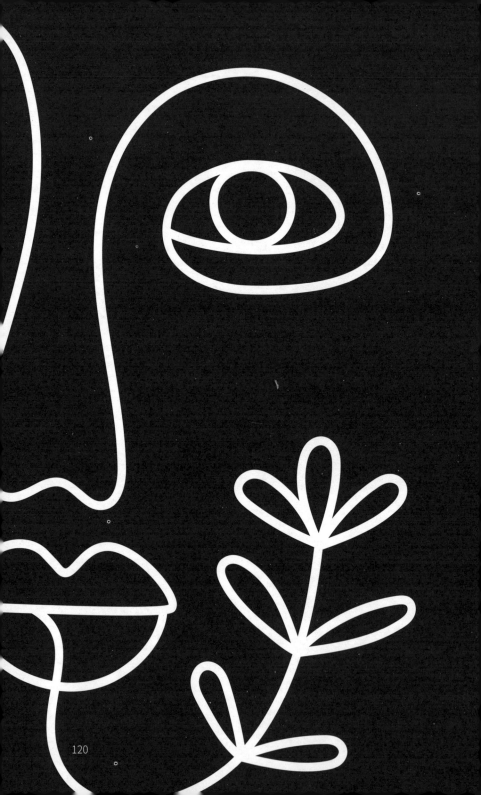

性侵

■某人：

我小学的时候就被三个人猥亵，先后是我的表哥、哥哥、邻居一位大叔。他们不是串通好的，只是都先后猥亵过我。表哥的猥亵我父母还不知道，因为我不敢告诉他们，也不知道该如何开口，越拖越难开口，表哥在一段时间内经常猥亵我，但后来我们搬家，就没有发生过了。哥哥猥亵我他们知道，训斥了几个钟头之后就不了了之了，因为他们一直都有重男轻女的思想，而且从小我就一直忍受不平等的待遇，加上那时家里穷，那种生活真的很难想象，无数次我都想从阳台上跳下去，想着跳下去就好了……对于那位邻居，他们报警了，但小地方的警察都是多一事不如少一事，只是报了案，警察做了笔录，那个人不承认，还骂骂咧咧，说我是小偷之类的，因为双方都没有证据证明自己，所以也没有后文了……小时候的事一直挥之不去，让我到现在还备受痛苦和煎熬。我觉得我的一生都会受到很大的影响，每当晚上或者无意识想起往事的时候，我都觉得痛苦不堪。高考那段时间，在内外压力之下，我真的觉得自己要崩溃，那么无助，没有人和我交流这方面的问题。我想过去找心理医生，但害怕别人异样的眼光，最后都不了了之。我无数次想过去死，甚至差一点就实施了。我想，死是一件比活着更简单的事。做一些心理测试的时候，我的神经质指数都是很高的（达到精神病的指标），我还有抑郁症……我不知道该怎么办，我害怕对自己把握不住……老师可以指点一下吗？谢谢您。

你的情况属于创伤后应激障碍（PTSD）。目前，PTSD 患者可以通过心理治疗（谈话治疗）、药物治疗或是两者结合来治疗。心理治疗包括认知行为疗法，可以帮助你获得对触发 PTSD 症状的可怕事件的不同思考方式和反应，有助于控制这些症状。

■ 杨*：

我想提个女性穿着暴露被非礼的问题（男女都一样了，以女性问题做例）。首先明确我的观点，受惩罚的肯定是违法或犯罪者了，无论什么理由，违背当事人意愿或法律肯定是不可以的。可我们知道钓鱼执法是违法的，是故意去引诱当事人违法。那么，穿着暴露这个问题呢？更极端些，故意引诱，最后不同意，对方却实施违法行为了。被害者前期主观引诱，可最后不同意的这种情况是否是强奸？有点困惑，李老师，您能说说您的看法吗？谢谢！

我认为把穿着暴露比喻为钓鱼执法并不贴切。钓鱼执法有诱惑对方犯罪的主观故意，而穿着暴露只是一个人自身的审美观使然，并没有诱惑任何人犯罪的主观意识。如果把穿着暴露一律视为引诱犯罪,那么游泳比赛就只能取消,海滨也必须严禁穿比基尼了(不是危言耸听,20世纪50年代比基尼刚刚出现时,美国警察就以有伤风化为由在海滩上抓捕过穿比基尼泳衣的人)。至于有人故意引诱一个人与她性交,后来又不同意了,这种情况在强奸案件中的确存在。判断是否强奸还是要根据女方是否真正被强迫。即使引诱在先,随后反悔,只要此事确实违反了女方意愿,还是要算强奸。

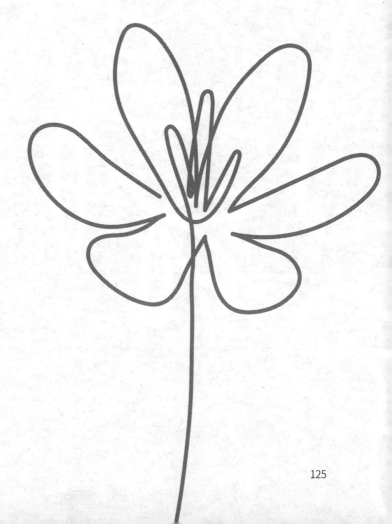

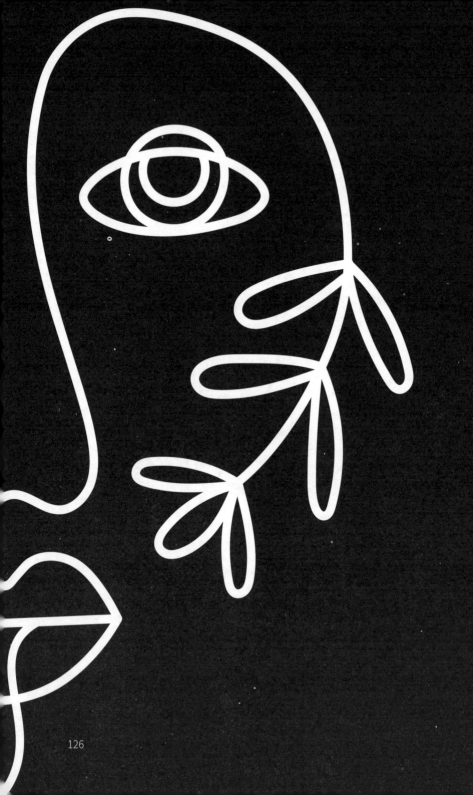

性别平等

■ ly*:

我想问，一对夫妻，丈夫姓李，妻子姓张。他们的称呼分别是"李先生、李太太"，为什么不是"张先生、李太太（张女士的先生和李先生的太太）"？

■ 李银河

古代的中国是男权社会，女人嫁入夫家习惯上会随丈夫姓称李太太。西方现在还实行这种传统：女人结婚后随夫姓。比如，希拉里原来不姓克林顿，婚后才姓了克林顿。其实，在男女平等的社会，男女结婚后都保留自己原来的姓名才是最公平的。

■ Lindi*:

随着现在女性地位的快速崛起，未来男性的形象和命运将会怎样？我想听听您的预测。

■ 李银河

现代社会男女越来越平等，在校女大学生占比已经接近 50%，"攻气"十足的女性越来越多，未来男性的形象可能会进一步中性

128

化，因为传统的大男子主义形象已经越来越不受女性欢迎了。我预测，男性的命运将从男尊女卑、男强女弱变得跟女人更加平起平坐，平分秋色。这种变化不一定表现为男性地位的降低，也可能表现为女性地位的提高。

■ 红 *：

我想问李银河老师如何看待"男孩危机"问题，就是指在现在的幼儿启蒙教育中女老师比例大于男老师，有可能导致男性幼儿模仿女老师的行为方式，没有男老师进行一个调和，可能导致男孩没有男子气概，您怎样看？男孩子要有男孩子的样子吗？

■ 李银河

所谓"男孩危机"的恐慌是没有道理的，它源自对男女性别气质的刻板印象，即所谓男孩要有男孩样儿，女孩要有女孩样儿。但是所谓男性气质、女性气质的定义一直处在变动之中，例如，在欧洲中世纪，女人不穿裙子穿长裤就丧失了女性气质，而当代女性穿长裤却是司空见惯的现象。由此可以看出，性别气质的刻板印象没有什么道理，而且往往会对人的个性产生压抑。我认为，每个人的个性应自由发展，想长成什么样就长成什么样，完全随心所欲，这是当代性别气质规范的发展趋势。

■ 程一*：

我的朋友圈对现在的《婚姻法》有两种看法。男性朋友觉得目前的《婚姻法》男女平等，主要是保护婚前财产。既然女性要求男女平等，那么就应该按照现在的《婚姻法》，女人离婚后也要自食其力，不要靠房产分割来养活自己。女性朋友觉得《婚姻法》没有保护妇女儿童，主要是双方离婚后，如果房子是男方婚前买的，那么离婚后女方拿不到。如果小孩判给女方，目前法律规定男方要给女方一月1000元的生活费，1000元在上海根本不能养活孩子。女方等于净身出户，在《婚姻法》里面男女平等原则没有完全体现。请问，李老师如何看待《婚姻法》中的男女平等？国外的《婚姻法》是如何做的？

■ 李银河

目前的《婚姻法》规定婚前所购房产归购买人所有，但婚后财产在离婚时还是一人一半的。这个房子谁买的归谁的新规定，不能完全认为是保护男性的规定，因为如果买房人是女性，也受到了同样的保护。国外的赡养费似乎没有这么低，有的国家规定，赡养费要以离婚者的生活水平不可低于婚姻存续期为准。赡养费似应根据当地经济水平做出不同规定，不应"一刀切"。

■ 扶着肉上 *：

过年是亲戚团聚的日子，我却和我的父亲、亲戚爆发了争执。从几年前就意识到父亲的大男子主义，我很不能忍受，他觉得是自己挣钱养家他就可以决定一切事，对我的母亲很不尊重（在我看来）。前几天家里请客时，我的舅舅公然讨论他们在做生意时如何找小姐，年轻时如何家暴我的舅妈，当时我气不过和他理论起来，说男女平等，然而他回答，"在社交上都是男人出来谈生意"。我很悲观，我觉得男人都免不了有这般劣根性，我想变成一个拉拉，不结婚没有孩子，不受这样的罪，但我知道不可能，因为性取向是天生的。现在的我很苦恼家庭里男女地位的不平等，而我还在读大学，经济也不能独立，您能给我一些建议吗？

■ 李银河

中国是一个持续了几千年的男权社会，男性掌握着更多的经济、政治、文化资源，家暴更是男权最恶劣的表现。男女平等的社会地位和家庭地位要靠自己努力去争取。首先要做到经济独立，然后找一位有男女平等觉悟的男友，建立一个男女平等的婚姻关系，这样做就能摆脱老一辈那种男尊女卑的家庭关系了。

■ Jasmine W*:

女性是否比男性更情绪化？

■ 李银河

从统计学数据看，女性比男性在情感表达上更少禁忌，女性比男性更容易哭泣，相比"男儿有泪不轻弹"，女性更容易宣泄情感。这个特点可能对一些事情造成影响，例如，女性平均预期寿命长于男性，女性的自杀率低于男性等。但值得提醒人们的是，社会建构论认为，男女的这种差异并不是由生理决定的，而是由社会和文化建构起来的。换言之，社会和文化的性别行为规范，塑造了男女这些气质上的差异。

■ 王之 *：

想问问李银河老师，对目前中国的女权主义发展怎么看？因为我接触了一些中国的女权主义者，她们大多很信奉国外的女权主义理论，并且很多不是女同性恋就是受过家暴或性侵的女性。我是一个异性恋女权主义者，并且爱人对我很尊重，我们之间很平等。和那些人在一起的时候听到她们表达出来对男性的不满和不喜欢时，我一直觉得这并不是女权该有的样子。所以想知道现在中国的女权到底是什么样子的，一些比较活跃的女权分子到底是什么样子的？

■ 李银河

女权主义无论是在国外还是在国内都有很多不同的流派，其中有些比较激进、激烈，有些比较温和、稳健。女同性恋女权主义即使在国外也是属于比较激进的一派，她们在20世纪70年代妇女解放运动中提出一种"分离主义"，即在一切方面与男人分离，包括性关系方面的分离。既然是女同性恋者，当然不喜欢男人（主要是性关系上，在工作和一般社会生活中倒未必）。中国的女权主义者也有不同的样子：有的比较激进，有的比较温和；有的在性关系中不喜欢男人，有的喜欢。

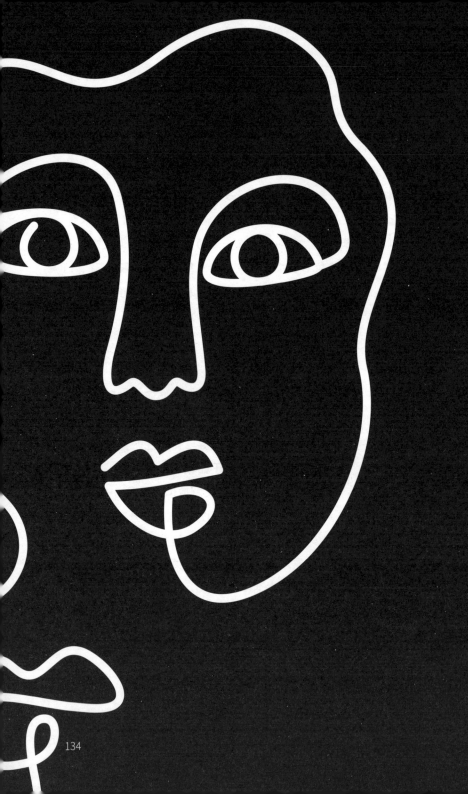

生育

■ Catherine*：

　　我和老公在生孩子是否是女性责任上无法达成共识。我不想生且不喜欢小孩子，他默认天下女人都是要生孩子的，过了 30 岁没生孩子的女性人生都很痛苦，子宫长在女人身上所以生孩子是女性的责任，因此所有女人都要生孩子。多次沟通未果，并拒绝我给他贴"直男癌"的标签，说这是人身攻击。我该何去何从？

■ 李银河

　　你的想法证实了波伏娃的说法——母性并不一定是每位女性都拥有的。由于女人有子宫，生育就是她的责任；女人不结婚不生育都是痛苦的，不可能是快乐的。这种论点是错误的，它的打击面太宽了——这个世界上有许多女人不愿意生育，选择不生育的生活方式，她们有权利做出这种选择，很多女人已经做出了这样的选择，她们也可以生活得幸福和快乐。你当然拥有选择不生育的权利。

■ 熙*：

　　不婚生育真的为社会所不容吗？女人如果暂时不想结婚，

又不想错过生育年龄，在有条件的情况下孕育一个小孩，有错吗？

■ 李银河 | 不鼓励非婚生育。一个是出于计划生育的考虑，怕人口生育失控。其实如果把计划生育的基本控制单位从一对夫妇改为一位女性，是更加合理的。因为每个人都有生育的权利，这一权利不应当因未婚就被剥夺。而只要规定每一位女性而不是每一对夫妻都可以生育规定数量的孩子，就既保证了计划生育，也保护了每位公民的生育权利。另一个是社会习俗：不婚生育违反社会习俗。但是当社会习俗与公民权利发生冲突时，还是应当以公民权利为准。

■ 锅包 *：

对于国家规定单身女性不可冷冻保存卵子，您怎么看？您是否会为单身女性的生育权利做些什么？

已经做了。我为此专门写了篇文章，其中引经据典，为单身女性的生育权利辩护。我提了一个修改法案的建议：将每对夫妇能生育几个孩子的规定改变为每位女性无论婚否都可以生育几个孩子，这就既保证了计划生育的实施，又保障了每位妇女的生育权利。这篇文章还是一胎化时期写的，值此人口拐点到来、人们对生育率下降忧心忡忡之际，我看不出还有什么理由禁止单身女性生育。

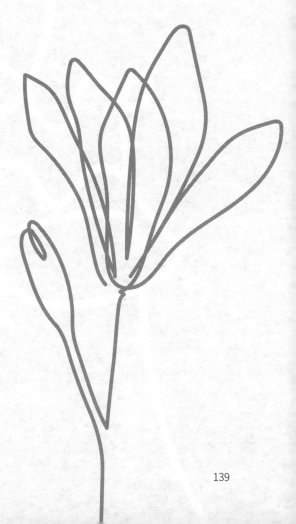

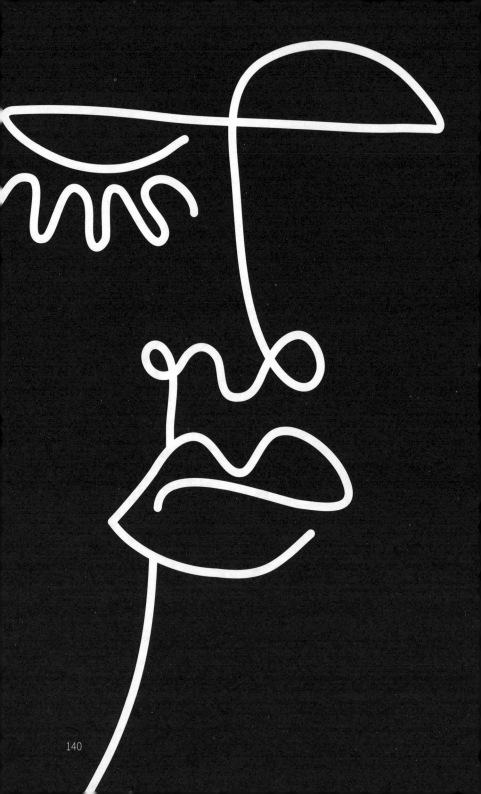

亲子关系

■ 谷的 *:

　　母亲总是控制欲很强，从小就干涉我交朋友，有次她竟然告诉我的朋友，我们不能交往。那时我 11 岁，朋友是女孩，她唯一的理由是那个女孩是单亲家庭。我能理解她，但我无法接受这种做法。现在我工作了，她又怀疑我和较为亲近的男性有不正当关系，不让我们正常地谈话见面，连女性朋友她也以没有正当工作为理由不让我们来往。我真的快被这样没有边界的关系给逼疯了，多次谈话都没有什么效果，我真的要在母亲的控制下生活吗？该怎么办才能使母亲懂得边界的概念呢？

■ 李银河

　　心理学强调亲子关系要有一个分离过程，如果分离不好，不仅会导致亲子关系紧张，而且会造成心理问题。你应当向母亲解释一下心理学的这一理论，请母亲不要好心办坏事——母亲的所作所为肯定是出于对子女的保护心理，但是在过度保护的情况下，会导致子女的独立性缺失，甚至最终会导致亲子关系的损坏。如果母亲爱你，她会听你的劝告。

■ 郑洁小 *：

　　随着年纪增长，我觉得我越来越难以和母亲交流了。有时候我会觉得母亲的世界特别小，而她又很固执。她不理解我的很多行为，比如，我想简单办婚礼，她不同意；比如，家里来客人，她一定要热情挽留客人吃饭，而我认为客人说要走就应该送客，她认为这是不礼貌、是冷漠。当这种情况发生时，她会跟我发生争吵，质问我"你是不是这个小镇的人，那你为什么不遵守这儿的习俗"。特别是在结婚这件事上，我自己的婚礼我完全无法置喙。我告诉她，这个世界很大，每个地方都有自己的习俗，这些并不是无法改变的，婚礼我们也可以简单办的，她就质问我"你是不是这个小镇的人"。我应该如何跟我的母亲交流呢？我想尊重她，但是我也有自己的意愿和想法，如何平衡呢？

■ 李银河

　　社会习俗对人的自由意志往往会形成压抑，特别是对于你这样已经有了与习俗不同的价值观的人。要想改变习俗、抚平代沟，是一件十分艰难的事情，也许根本无法改变母亲的想法。我想，你能做的只是竭尽全力去沟通，讲讲外面的世界，讲讲你是怎么想的。最终也许还是不得不做些妥协。

■ nemo*：

我 30 岁，女，未婚，有一相恋 10 年、大我 10 岁、离异带孩子的男友，我们感情很好。我父母出于实际而世俗的原因，坚决不同意我们在一起，甚至到没收我的身份证、要和我断绝关系的地步，所以三年前我们的关系开始转为地下，幸好与父母不在一个地方，两面为人的三年没有太辛苦。但最近考虑到我的年龄，我们打算生小孩了，父母那儿原先能做的工作都做了，要想让他们理解我、接纳我们好像根本不可能。我该怎么办呢？父母年纪都大了，怎样能让他们不生气呢？万一气病了我承受不了呀！要不要过自己的生活，要不要偷偷结婚、偷偷生孩子呢？

■ 李银河

你的问题是一个非常现实的两难窘境，我想最好的选择是暂时不结婚不生育，再坚持五到十年，父母看到你的决心无法改变，也许就能接纳了。

■ co&zo*：

我是一名大三的学生，我是 Les（Lesbian，即女性同性恋的意思），虽然我现在没有女朋友，但是我哪怕单身也没想过结婚，我总想过自己想要的生活。还有一年就要毕业了，父母希望我可以回到老家工作，我却想继续考研过自己想要的生活。是顺从父母，还是直面自己的内心？我该怎么办啊？

■ 李银河

与父母的放心相比，自己向往的生活更加重要，因为你的生活不是为了安慰父母，而是为了追求自己的幸福。再说，如果你的生活是幸福的，父母会感到欣慰；如果你的生活不幸福，父母也不能真正放心。

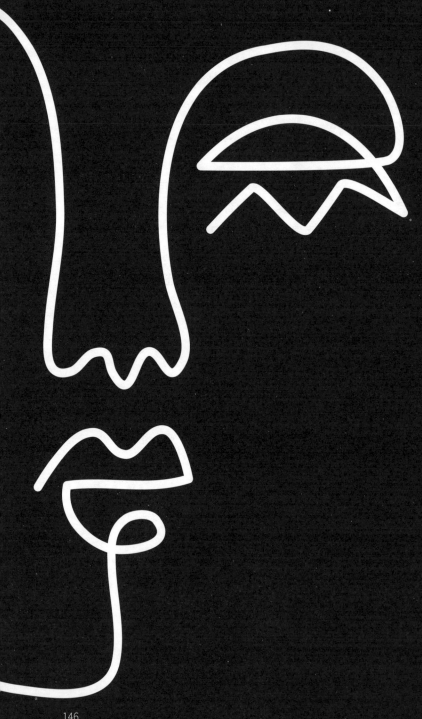

年龄规范

■ 初夏时 *:

　　我陷入对另一个人的深深的眷恋之情已经半年多了，虽然从理智上我知道完全不可能，可就是无法自拔！我该怎么办呢？他是我的属下，有着我从少女时代就向往的异性的温暖温柔。我没有父亲，没有哥哥弟弟，老公也不是温柔体贴善解人意的，以前我们经常打架，他从来不知道爱护女性，他的家庭环境就没有给他这种修养，所以一直以来我的心就如同荒漠一般，我们无性婚姻也多年了。本以为我的内心就会一直冰封沉寂下去，却不经意地在去年 5 月遇到了这个青年男子，我大他 19 岁啊。可就是他，无意地唤醒了我内心深处那个古墓般的世界，现在的我和他都被我的这份情感困扰。再过几天又要上班了，真不知该如何面对他。我该怎么办呢，老师？谢谢！

■ 李银河

　　看过一部法国电影叫作《20 岁的差距》，描述一位 20 岁的大学男生爱上近 40 岁的白领女士，两人最后终成眷属。你们的情况与此相似，可以试试看。如果真的相爱了，不妨走出无爱的婚姻。真爱可以战胜年龄差距。

■ 某人：

现在女大男小的婚姻越来越多，比如普京前妻，比如法国总统马克龙。从生理角度讲，一个47岁女人和一个21岁男孩有可能进入婚姻吗？这种婚姻会稳定幸福吗？很想听听银河老师的意见。

■ 李银河

男大女小的婚姻是习俗，女大男小的婚姻有点违反习俗，但并非全无可能。从心理角度看，女大男小的爱情进入婚姻应当没有障碍。从维持性生活和谐角度看也没有问题。因为女人在性交时是被动角色，只要男人主动要求，女人完全可以得到快感，两人之间可以拥有高质量的性生活，婚姻的稳定幸福也是完全有可能的。

■ 杨*：

我是一名在读研究生，男，今年26岁了，我在大一时和一个大我20多岁的阿姨发生过性关系，从此以后就喜欢上成熟的阿姨，克制不了自己，对同龄女孩子没有兴趣了，到现在还没有女朋友，心里非常纠结，请问怎么办？

你这是犯了先入为主的毛病，因为第一次给你快感的是阿姨，后来就习惯性地喜欢阿姨了。也不必太纠结吧，你可以抱着探索的态度去结交一下同龄女性，万一实在不能对她们产生兴趣，那就找个阿姨类型的人做女朋友。虽然有点违反习俗，但是并不违法呀。

■ Florence*：

我是一名25岁的女生，目前在和一位38岁未婚男性交往，我们在一起半年了。我很崇拜他的才华，是他的粉丝，也喜欢他很多年。两个人虽然各方面差距比较大，但是真心喜欢这种事情实在控制不了。他教会我很多东西，我们兴趣一致，我很喜欢他的工作也很支持他，想象不到生活中没有他会是什么样子。五一期间和父母坦白，父亲说了很难听的话，一定要我们分手，否则他就和我断绝关系，去自杀。父亲是一个好面子的人，他不能承受自己的女儿嫁给一个比她大13岁的男人。他不管别的方面，只要有这一点他就坚决不会同意，并且不惜一切代价逼我离开他。我是真的很喜欢他，可是我不可能违背父亲的意志，真的好痛苦，觉得做什么都没有了意义。老师，我该怎么办？

你的父亲太专制了，从一百多年前的五四运动开始，中国的青年就开始争取婚姻的自主权了，现在婚姻对象的选择由自己决定已经成了多数人的实践，难道你在 21 世纪的今天还不得不回到传统的由父母为你决定可以嫁谁不可以嫁谁的择偶规则中去吗？我建议你坚持一下，在这件自己的终身大事上挑战一下父权。因为以后毕竟是你和爱人一起生活，不是父亲跟他生活。实在无法说服父亲，就采取婚后与父母分开居住的方式，也许压力就没那么大了。

■ Miss.F.Com*：

我的问题是：我 28 岁了，最近和一个 24 岁的男生相处得很开心，他很体贴，我们聊得来，性方面也很融洽，感觉自己从来没有在感情方面这么开心过。但是我们并没有什么承诺，也没有确定男女朋友的关系。我的心情也比较复杂：一方面觉得享受当下，开心就好，不用想太多；另一方面觉得自己是不是在浪费时间，应该去找可以有未来的对象。再者，我也很担心快乐总是稍纵即逝的，没办法放松心情。想问问您，我该用什么样的态度来面对这段感情？谢谢您！

你为什么觉得和他没有未来，仅仅因为你比他大几岁吗？在社会学的研究中，把年龄差在三年以内的配偶统称为同龄人，你们的年龄差才四年，基本上还是算同龄人吧。问题可能出在你比他大，而不是他比你大。如果男方比女方大四岁，就一点问题没有了。女人稍稍大个几岁为什么就一定"没有未来"了呢？你们俩完全可以探讨一下做男女朋友的可能性。

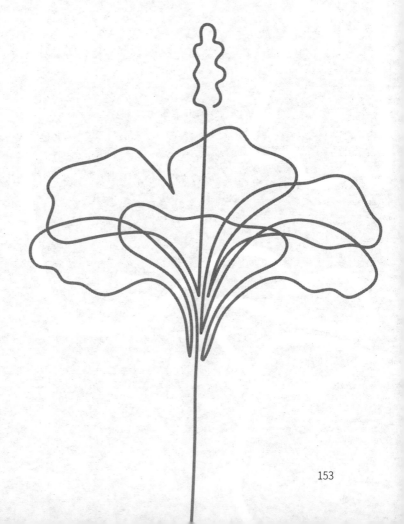

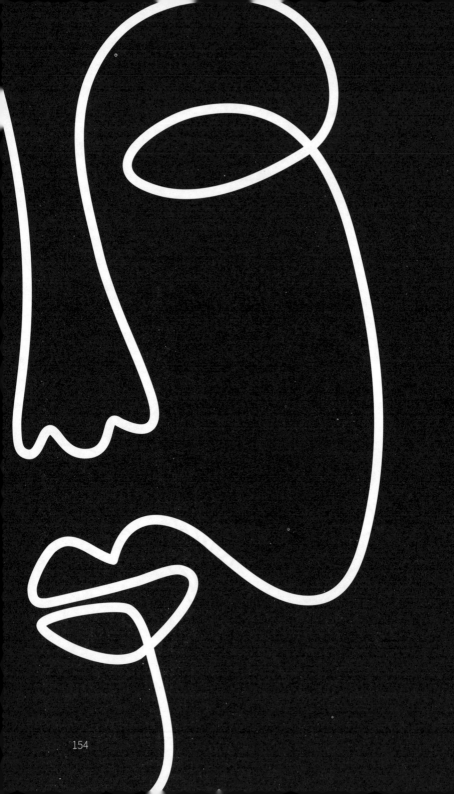

社会

有许多男人和女人有婚外性伴侣（嫖妓和金钱交易除外），问题一：这种现象是社会道德的下降还是社会性观念的进步？问题二：无论男人还是女人，事实上很多人承认对性伴侣的需要是多方面的，例如，文化修养、兴趣爱好、外貌体形、做爱方式等，一个人有多个性伴侣会获得更多的性享受，如果按照传统道德携手到老从一而终，是否要牺牲人们获得享受性生活的自然权利，这样要求道德吗？问题三：如果人们对性伴侣的多样化要求是人类的正当的性心理需求，社会法律又已经能够保护血亲关系的财产权利和抚养教育义务，那么，一夫一妻制在未来社会是否会被否定？

■ 李银河

问题一：婚外性行为虽然有人估测有高达40% 的比例，却不能改变其违反婚姻道德的性质。在结婚时，双方对对方都做了忠诚承诺，违规出轨怎么能说是性观念进步呢？问题二：不同的时代有不同的道德标准和规范，在中国的当代社会，提倡成年男女在性关系上保持忠贞和稳定。不结婚的男女，也不应该在性关系上放纵。凡是进入一对一婚姻关系的人就更应当遵循忠实于单一性伴侣的道德标准。问题三：在西方国家，有人估测已经有近半数的人口不再选择婚姻生活。但是婚姻制度还不会被完全否定，在未来社会，选择结婚的人口比例或许还会继续下降，但是只要还有一部分人愿意选择婚姻，这个制度就不会被完全否定。未来社会应当会是一个亲密关系形式多元化的社会：有人结婚，有人同居，有人保持单身。

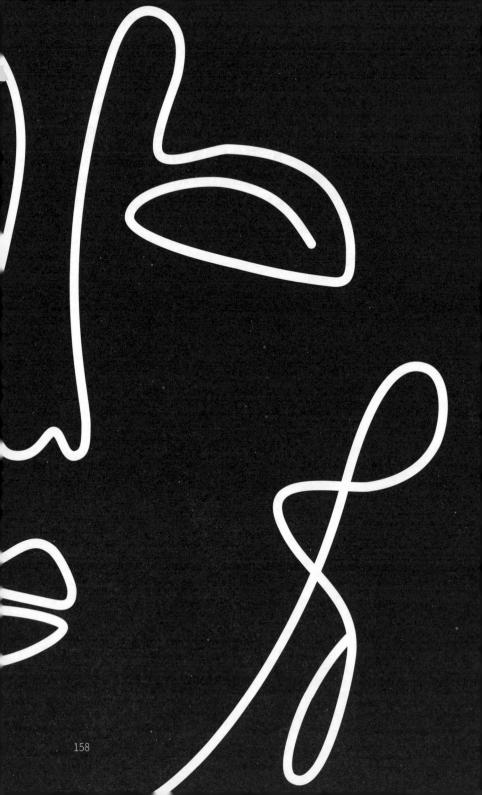

人生

■ 谢 *：

　　李老师，您好，据我了解，您的生活态度是随心所欲的，但您又认为"人无远虑必有近忧"，人生要有计划，不然会一团糟。请问这两种态度有冲突吗？

■
李
银
河
　　　　随心所欲的生活并不是没有计划的生活，只是生活计划的制订是完全遵循自己内心冲动的，也就是说，你要有计划地使自己的人生到达一种境界，这个境界就是能够在生活中随自己的心意做自己喜欢做的事情。

■ K*：

　　人生之中往往有很多的问题，一个理智的人除了采用悬置判断方式去处理之外，将别无选择。它们不可能通过思辨而获得答案，这些根深蒂固的谜题，归根结底并不能被思维理解、被心灵穿透（诸如灵魂的存在、生命的意义、宇宙的起源，它们从某种意义上来说，恐怕就属于这样一类问题）……当叔本华说"人生是一个谜"时，并非一种诗意的比喻，他描述的是真实的人生境遇。您大概是什么时候起开始意识到了这些问题，又是如何处理那些困惑的？

■ **李银河**

我从很年轻时就对这些终极问题极为关注，或者说相当焦虑。我的研究心得是：人死后灵魂多半并不存在（有些关于某人被死人灵魂附体的说法并没有确凿的证据），生命本质是没有意义的。我的解决办法高度概括地说是一种参透之后的乐观主义，即从宏观角度看，个体生命只是一粒宇宙尘埃，不可能有意义；但是从微观角度看，人可以为自己的生命赋予意义，可以使自己的一生过得尽量快乐和美好。这就是它的意义。

■ **K*:**

银河老师，您好，您曾说过这样一句话，大意是，"真正的生活从 60 岁开始"，这句话给我留下了深刻的印象，感觉它深刻的原因是：似乎过去的生活从某种意义上被虚度了。我很感兴趣的一个问题是：倘若可以重返过去，人生从头再来，对整个人生历程、命运掌控着选择权，不必考虑谋生之类的问题，您是否会愿意从 20 岁起就过上目前的生活？

■ **李银河**

是的，我愿意。人在人生的大多数时间是身不由己的，不得不做自己并不特别喜欢的事情，为了谋生，为了尽义务等。我以前还说过一句话：如果一个人的工作正好是他喜欢做的事，生活会更快乐些。比如，搞社会学研究是我喜欢的事，但即使如此，有时还是不得不在自己并不特别感兴趣的研究题目上花时间。到了退休之后，我才过上完全随心所欲的生活，做自己最喜欢做的事，比如，写小说。

■ WALL·E*：

看见您开了公众号就点进来看看。看着王小波的几本书的书皮就想起我的第一次北京之旅。晚上我从济南出发，早上5点到了北京站，几经周转终于到了昌平。在那块大石头前我朗诵了海涅的悲歌，也跟王二聊了一会儿。具体聊的什么已经无从记起，但有一句我现在还记得，"希望日后自己永不被骗"。然而，此时我不禁长叹一口气。我没有被生活骗掉，这些年是我自己把自己骗了。好在下手并不重，留了点没骗干净。李银河老师，我想问您一个问题：现在我若心里还存有一份童心，幻想些许诗意，它们还会发芽吗？

■ 李银河

小波讲到生活就是一个被锤骗的过程，可恶、逼仄的现实要阉割掉人的理想主义和对美的追求。他的话很悲凉，也很深刻。希望你能保留住自己身上的真善美，保持对理想的追求。记住荷尔德林[1]所说的：人生在世，成绩斐然，却依然诗意地栖居在大地上。

■ 江 *:

"存在意识"就是"活在当下"吧？在佛学中，它是要通过修行才能得到的，请教李老师，如何才能真实地得到"存在意识"？虽说它需要内观内修，但可以有外力助缘吗？谢谢！

■ 李银河

存在意识其实就是把微观自我放在宏观宇宙中，看清楚它的真实状况，既不夸大，也不缩小，恰如其分。可以读一点存在主义的书和修禅的书，主要还是内省、沉思、冥想。如果能够与禅师或喜欢存在主义哲学的人交流研讨，那就是你所说的外力帮助了。

---

[1] 弗里德里希·荷尔德林（德语：Johann Christian Friedrich Hölderlin，1770—1843），德国著名诗人，古典浪漫派诗歌的先驱。代表作品有诗歌《自由颂歌》《人类颂歌》《致德国人》《为祖国而死》等。

■ **野 *：**

您说近年来世界真相逐渐被揭示出来，是这样吗？终极问题仍然是巨大的谜团，科学解释的只是宇宙、生命的冰山一角呢！李老师，想听听您对六道轮回的看法。

■ **李银河**

近几十年，人类对宇宙的基本形态已经知晓，不像在日心说与地心说争论的年代，人们并不知道谁对谁错。当然还有大量未知领域（占全部事物的 95%），但是借助科学技术手段，可以逐渐扩大已知，缩小未知。佛教的六道轮回是一种假说，并无科学依据，换言之，人类还没有借助仪器观察到六道轮回（天道、人道、阿修罗道、畜生道、饿鬼道和地狱道）的具体样貌。

■ **庞 *：**

这是一个抑郁症患者的提问。我有一个观念，就是觉得抑郁的人都比较深刻，不抑郁的人有点肤浅。老师，这种认知有错误吗？幸福与深刻能兼具吗？

■ 李银河

你的观点是错误的，有很多幸福的人是深刻的，亦有很多深刻的人是幸福的。

■ 王二 *：

李老师，您对灵魂的去处有什么看法？据说，人死后肉体进入物质能量的转换中，灵魂是进入轮回中抑或靠上帝而睡。您对此有没有研究？叔本华说的世界存在于人的意识中，您怎么看呢？

■ 李银河

我对此没有研究，但是以我目前的想法，人死之后灵魂并不存在。它或许以某种形式（例如，分子的形式）附着在其他的物质之上，但它应当不再是此世的那个灵魂了。

■ 晚风孤 *：

李银河老师，对于女性作家，如王安忆，以及您自己来说，你们作品的目的是引起大众对女性更贴近和深入的关注，还是试图引起整个社会最普遍的对女性以及性观点的颠覆式改变？

■ 李银河

王安忆写作的目的我不知道，我写作的目的只是追求真与美。过去我做学术研究的时候主要追求真，现在写小说主要追求美。除了过去专门做女性研究的几本学术专著，我对女性并无特别关注，我想探讨的是普遍人性。比如，我研究虐恋亚文化，其中男女都有；现在在写虐恋主题小说，小说人物也是男女都有。

■ Jakob*：

李老师在学术上一向是以坚强的知识分子的形象出现的，那么在生活中您是否有脆弱的一面呢？

■ 李银河

我在尝试写一本格言集[1]，刚好写到脆弱：人体是如此脆弱的一个东西，温度高几度低几度就马上无法适应，要让身体处于一点病痛感都没有的舒适状态，都要竭尽全力，小心翼翼。从这个角度看，人活着，病痛和烦恼是基调，快乐是偶尔的短暂的超脱。

---

[1]　这里指《醒来集》，2020年由江苏凤凰文艺出版社出版。

■ 大*:

请教李银河老师，洒脱如您，必也受过他人刁难。您的研究本就另类，碰到不理解您，甚至恶言相向的，您会觉得委屈气愤吗？您是否认为，女性追求职业发展才是最重要的事？您可以做到遵从自己的内心，是否与您的学术、职业能力较强有关？

■ 李银河

对于诘难谩骂，我采取不屑一顾的态度。比如，有次我在微博上谈到同性婚姻，看到一个回复说：如果中国杀人不犯法，我真想一刀捅死你。我觉得这人说话特逗，一笑置之。我能够到达随心所欲不逾矩的境界，确实与我对自己的研究很自信有关。

■ Sherry Asteri*:

请问李银河老师：是什么激发了您研究性学等在中国比较敏感问题的兴趣？又是什么支撑着您面对不理解仍坚持去做？

■ 李银河

部分出于纯粹的学术兴趣，部分由于生性害怕沉闷的东西。坚持的原因在于兴趣、自信和战斗的激情：我对这个研究有兴趣，它会吸引我继续做下去；我对发表的意见有自信，相信真理在握；我有时还有论辩或者说是战斗的激情，希望以自己所学，促进社会进步。

■ 乱炖王大芋 *：

我是一名社会学方向的研究生，我想问一下李银河老师，在面对社会的种种非议时，您是如何坚持到最后的？您又是如何理解当今中国的社会学研究的发展方向呢？

■ 李银河 | 我之所以能够坚持是因为有两方面的自信：一个是事实方面的自信——我做过专门研究，而公众一般不了解这个领域的事实；另一个是理论方面的自信——我熟悉各种理论的论争，来龙去脉，是非曲直，而公众一般不熟悉这个领域的理论。当今社会学发展很正常，正在成为一个对社会非常有用的学科。一个有趣的现象是，在中国，社会学一度被认为是资本主义的学问遭到排斥，而在西方，社会学却被认为是社会主义的学问遭到质疑。现在，人们一般认为社会学就像哲学、史学、物理、化学一样，是研究社会现象的一个专

门学科。

李银河老师，您为什么会对这些所谓边缘话题感兴趣？最初是如何开始这方面研究的？

■ 李银河

因为我这个人生性害怕沉闷无趣的东西，"边缘话题"引起了我的好奇心，想研究一番。最初起意做这方面的研究是在美国留学的时候，那时候就看了金赛等人的著作，喜欢他们做的事。比如，金赛回忆他们搞研究的时候，有时候在饭馆开碰头会，他们说话全都用代号，怕旁边的顾客听到会大惊小怪，我就觉得有趣极了，决心回国也做这个研究。

■ 逝水无 *：

反对您的人认为您受金赛观点的影响，您是怎样看金赛的？

■ 李银河

金赛是性学的奠基人和最重要的性学家。他是学动物学出身的，后来转向性学研究。他最著名的研究是对两万多名美国人的性社会学调查，其成果是两本著作：《人类男性性行为》（1948 年）和《人类女性性行为》（1953年）。这两部著作是对人类性行为做社会学调查研究的开山之作。他是一位非常杰出的性学家，他的研究方法和研究成果即使在半个多世纪之后的今天来看仍然适用。"泼粪大妈"曾经在西安对金赛和我及其他几位中国学者的照片泼粪，我为她们的愚昧和野蛮行径感到难过，我为当代中国竟有这样的人感到可耻和可悲。与此同时，也为我的照片能够与金赛并列感到受宠若惊。

■ 丁 *:

即便是现在，去研究或与人们谈论性、同性恋、女性敏感话题都非常尴尬，对大多数人来说，仍是一种禁忌。作为生于 20 世纪 50 年代的女性，您是用怎样的心态去应对社会对您异样的眼光，以及应对亲友们的不解，甚至是逼婚、逼生孩子这类事情的呢？

我的心态是启蒙者的心态。因为在我看来，所有的那些思想的禁忌、不解和尴尬都来自黑暗时代（相当于欧洲的中世纪或前现代）。我的言论和研究是为开发民智，将人们从蒙昧中唤醒，用现代的科学之光照亮蒙昧的心灵。

访谈录

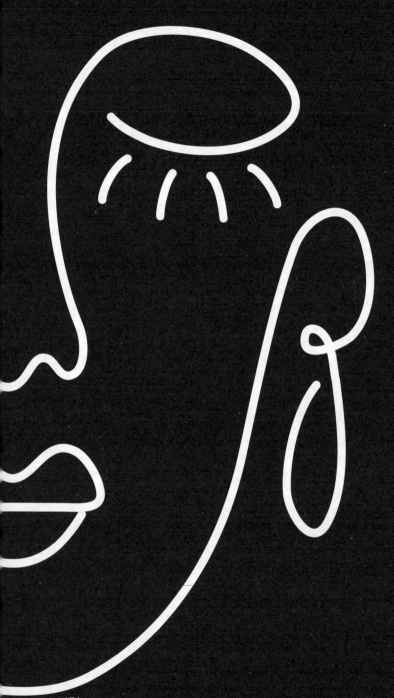

女性

■Q:

传统理念中，中国女性推崇的男人形象是正直伟岸、勇于担当的。但是近年来，温柔体贴的小男人似乎更受欢迎，为什么女人对男人的要求有此变化？

■李银河

女人对男人要求的这一变化来自女性地位的提高。在男强女弱的社会，男人是大树，女人是绕树的春藤；在男女平等的社会，男人女人都是大树，不是春藤；在一些女强男弱的关系中，也有女人是大树，男人是春藤的可能。此外，中国古代社会中受推崇的男人形象多有白面书生类型，如贾宝玉、梁山伯，并不看重其伟岸刚猛的"雄性"气度，所以现今人们喜欢温柔体贴的小男人并非背离传统，而是回归传统。

■ Q:

有一部超红的电视剧《琅琊榜》，不知道您看了没有？里面可以说呈现了许多有个性、有特点的男性形象，您最喜欢哪一个？您认为里面哪个男人最适合成为女性的爱人呢？

■ 李银河 |

看了。最喜欢的当然还是林殊。倒不是因为这个人物多么让人喜欢，而是因为喜欢胡歌的形象，很帅，很清新。至于剧中人物哪个男人最适合成为爱人，那一定是因人而异的，没有哪个男人是适合所有女人的。我挺喜欢那个言阙的，虽然他的戏不多，但是人物性格很有魅力；王劲松形象、演技俱佳。

■ Q:

现在有一种说法是："哪个女人身边还没有几个 gay 密。"您认为，为什么 gay 相较于直男更容易获得女性的喜爱与信任？

■ 李银河

同性恋男人对于女性来说，虽然没有性的魅力，但是也没有攻击性，令女人感到安全。如果一个女人不想找性伴侣又不愿受到性骚扰，就会更愿意与同性恋男人做朋友。你注意到女演员的男同性恋助理这一群体了吗？他们专业水平又高，在女演员频繁更衣时又不会惹麻烦，所以会受到女演员的青睐。

■ Q:

相对于 gay 密泛滥，直男却越来越受到批评，比如说他们没有品位、充满油腻气质、配不上同龄女人等。您认为男人为什么会受到如此多的批评？是男人真的很差，还是女人的很多心理需求没有得到满足，投射到男人身上了？

■ 李银河

"直男癌"一词的出现很有意思，说明有很多女人已经厌倦了有大男子主义思想的传统男人，他们没有男女人格平等的现代意识，除了挣钱养家，没有什么情趣，使女人觉得跟他们生活在一起枯燥乏味。相比之下，反而是同性恋男人比较与众不同，生活的品位也更能迎合女人的心理需求。人是最受不了沉闷和枯燥的，所以女人会厌倦"直男癌"男人。

■Q:

　　都说男人心中有两个女人：白玫瑰和红玫瑰。那么对于女人来说，一方面想要男人善解人意又体贴，一方面又希望男人勇于担当爱进取，这两种要求是不是矛盾的？

■
李银河 　　一个好男人完全可以做到既温柔体贴，又锐意进取，所以女人希望男人两者兼备，并不自相矛盾。

■ Q:

互联网发展十几年，男神风行，现代女性也不避讳男色消费，您认为这对女性找到真爱有利还是有弊？

■ 李银河

近来不仅"男神"风行，而且"小鲜肉"风行，这对女人来说当然是好消息。这也是世界潮流，源自西方性革命和女权运动。在女权运动之前，只有男性消费女色，女性一向只是审美对象、审美客体，从未成为审美主体；男女平等之后，女性才开始消费男色，男性成为审美对象、审美客体，女性成为审美主体。这一形势当然对女性有利。而真爱的发生往往是超越世俗规范的，其中包括阶层规范、年龄规范，当然也包括传统的性别气质规范。

■Q:

与过去相比，现在的中国女性在爱情以及性需求上，哪些方面更自由了？哪些方面反而更受束缚？

■ 李银河

"过去"如果是指传统社会，那么从 20 世纪 50 年代起，中国女性在爱情需求上更自由了，因为从那时起她们才开始拥有恋爱自由和结婚自由，此前深陷无爱的包办婚姻和买卖婚姻之中。从 20 世纪 80 年代起，女性才有了性自由，因为此前中国禁止一切婚姻之外的性行为，违犯者受到刑事处罚或行政处罚。1997 年以前《中华人民共和国刑法》中的流氓罪是专门惩罚此类行为的罪名，婚姻之外的性交算刑事犯罪，不可自由发生。要说女性更受束缚的方面应当是择偶的物质化倾向，现在有一种追求嫁给有钱人而不看重爱情的风气，非常俗气，束缚了女性自由自在追求爱情的内心需求。

您赞成婚姻或者您认为爱情是女人幸福必不可少的元素吗？

■李银河

在女人的幸福元素当中，爱情是必不可少的，婚姻却不是必不可少的。虽然有些女人没有享受到爱情也能从自己所热爱的事业中获得幸福，爱情却是一生中能够给人带来最多幸福感的。婚姻却不一定，很多得到婚姻的女人并未得到幸福，而很多单身女人也有机会得到幸福。

■ Q:

有人说：抛开生育后代和社会压力不谈，女人跟女人结伴生活，远比与男人一起生活来得轻松融洽。您赞同这样的观念吗？未来社会有可能发展到这一步吗？

■ 李银河

如果不想生育，不在意社会压力，女人跟女人结为生活伴侣的确可以成为一种可能的生活方式。因为男人一般不爱分担家务，而两个女人可以分担家务，一起生活也许比一男一女在一起更轻松融洽。未来社会将变得更加多元，人们不会全都进入一夫一妻的标准制式，会有更多人选择其他的亲密关系。

■ Q:

　现在越来越多的人去整容，但是很多整完的人看着都一个样子，整容的迹象也很明显，俗称"整容脸"，老师您怎么看待整容行为？

■
李银河

　目前多数整容是锦上添花，其实让整容手术成为雪中送炭更为恰当，即只局限于特别丑陋的人和破相的人。当然，有人想拉个双眼皮、去掉眼袋什么的也无所谓，花很多钱把自己变成统一的整容脸不一定就好看，会产生审美疲劳。

■Q:

　　物质条件丰裕之后，人们开始追求健康和养生，减肥风气盛行，您觉得拥有马甲线和腹肌等好身材是一个女性对自己高要求的表现，还是被外界主流价值观绑架的表现？胖是不是就不美？

■李银河 ｜ 　　中国古代就不这么看，尤其唐朝，胖比瘦美。适当锻炼身体是健康的需要，可是如果减肥减到得厌食症的程度就是自毁了。

有一批流行的网络用语如"绿茶婊""圣母婊""岁月静好婊""大龄剩女""大蜜""白富美"等，此类女性标签是否还是站在男权社会的立场对女性的一种评价？

■李银河

带"婊"字的都是歧视女性的，"白富美"应当算客观描述；"剩女"的提法很不好，这一提法的前提是假定人人都要结婚，只要不结婚的就一概是被剩下来的人，忽视了故意选择单身生活方式的女性。现在西欧、北美国家有一大半适龄人口保持单身，难道这些人都要称"剩女""剩男"不成？

■ Q:

如果请您给中国女性一点建议，帮她们找到适合自己、令自己幸福的爱人，您会给出什么建议呢？

■ 李银河

总是抱着对爱情的渴望，学会去爱一个人，随时准备陷入爱情，必要时不惜主动追求。

■Q:

在未来，中国人的爱情观、婚恋观会发展成什么样？

■李银河 | 根据我的观察，爱情在中国人的婚姻中会占据越来越大的分量。在古代，情感因素在婚姻中几乎没有什么分量（父母之命媒妁之言，买卖婚姻，包办婚姻）。在当代中国，人们在择偶时虽然还是会考虑物质条件（房子、车子），但是情感因素开始占有一定分量。在未来中国，人们择偶时，情感因素的分量会越来越重。

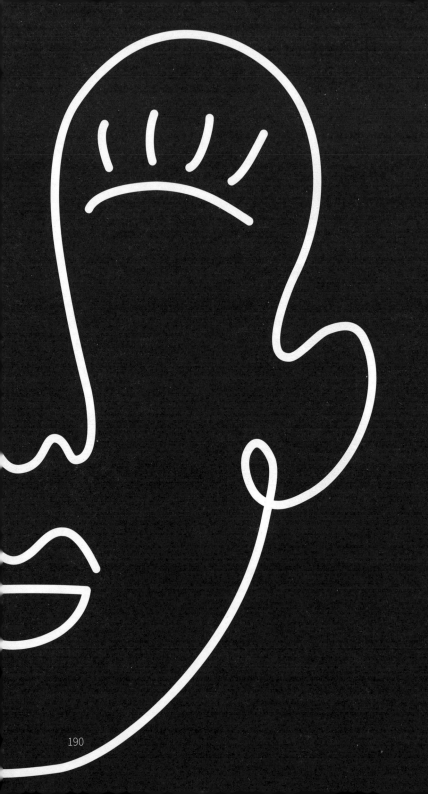

情人

包养情人现象的泛滥背后是否意味着中国女人在两性关系中地位下降了呢？

■ 李银河 | 我认为是的。在 20 世纪 50—70 年代，中国女人全都追求独立，要参加社会生产劳动，要有独立的收入，争取跟男人地位平等，不必受男人欺负，也不必仰人鼻息。做男人背后的女人，依附于男人，女性的地位当然就下降了。

您觉得腐败和包养情人现象之间有联系吗？目前的反腐可以帮助减少包养情人现象吗？

■ 李银河

二者之间应当是有些联系的，很多官员搞腐败，包养"情人"是他们腐败的动机，也是钱财的流向。虽然普通人也会搞婚外恋，但是官员包养情人对社会的负面影响更大。目前的反腐行动对官员包养情人会有一定的遏制作用，因为中国自从改革开放以来，取消了对婚外恋情的行政处分，婚外恋情有增加趋势，最近处理官员腐败案时，常常会提到"通奸"，对官员包养情人应当有一定的震慑作用。

您觉得离婚率上升和包养情人现象之间存在联系吗?

■ 李银河 | 应当有些联系。婚外情是许多离婚案的导火索,离婚更是对有外遇和对婚姻不忠的一方的惩罚。

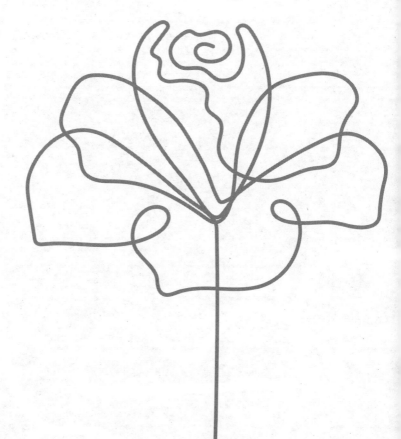

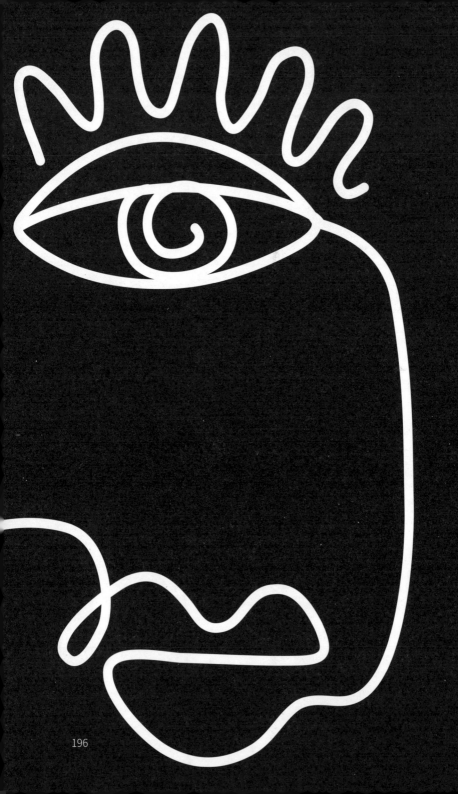

同性恋

■ Q:

　　如果说同性恋的成因不仅仅有生理因素，还有很多心理因素，那么同性恋是否是可以诱导的？

■ 李银河

　　同性恋的成因问题有大量争论，主要是先天说和后天说两大类：先天说比较强调生理因素，如激素水平、遗传基因等；后天说比较强调心理因素，如儿童期的生长环境对一个人性倾向的影响。但即使同性恋是后天习得的，也是在年幼的时候受成长环境中的种种未知因素影响并形成了心理固着的，不是在外界的诱导下可以轻易改变的。就像性别理论专家朱迪斯·巴特勒 [1] 所说的那样，我们说性别不是由先天的、生理的因素决定的，而是由社会和文化建构起来的，并不等于说性别是这样一种东西：我今天早上起床出门之前可以决定我今天做男人还是女人。同理，即使同性恋是后天习得的，由社会和文化建构起来的，并不等于说性倾向是这样一种东西：我本来是个异性恋，经过人的诱导，就可以分分钟变成同性恋。

[1]　朱迪斯·巴特勒（Judith Butler），当代最著名的后现代主义思想家之一，在女性主义批评、性别研究、当代政治哲学和伦理学等学术领域成就卓著。

■ Q:

如果说同性恋具备社会诱导的可能，那是否意味着同性恋可以通过某些方式转化为异性恋？您有没有听说过同性恋者转化为异性恋的事例？

■ 李银河

听到过同性恋者转化为异性恋者、异性恋者转化为同性恋者的个案，但并非是社会诱导的结果，而是非常个体化的不明原因导致的。近年一项著名的跟踪调查发现，同一群人在几十年后填写自己性倾向的时候，有相当大比例的人改变了性向，由此出现了"流动的性向"这样一个新概念，就是说有相当大一部分的人的性向是变动的。另据分析，有些人原先对自己的性倾向若明若暗，后来才明确认定。根据英国的数据，同性恋者占人口 4%，双性恋者占人口 4%，还有 1% 的人被标示为"未分化"，应当就属于对自己的性倾向尚未有明确认定的人。

■ Q:

随着性观念的不断解放，有部分人为了追求刺激或是新鲜感也偶尔加入男同性恋群体，您怎么看待这种现象？

■ 李银河

出于好奇或者追求刺激去尝试某种活动，这是人性中很自然的一种冲动。在古希腊和古中国均存在"男宠"现象。在古希腊，同性性行为一度是社会普遍实践；在汉代，几乎每个皇帝都有男宠，民间也大量存在同性性活动。我对这种现象的主要分析是：在古代，人们认为性欲就是一种生理和心理的冲动，需要宣泄，至于宣泄的对象是男是女并不重要。那时还没有同性恋这个概念，这个概念是在 19 世纪才被性学家创造出来的。

■ Q:

很大一部分人谴责同性恋之间一夜情泛滥的现象，认为正是这种不负责任的行为才导致了艾滋病的传播，更有甚者将之上升为道德问题，艾滋病的传播是否也加重了人们对同性恋人群的排斥？

■ 李银河

在西方，艾滋病首先在男同性恋人群中爆发，所以人们会因此排斥同性恋。但是在中国刚发现艾滋病时，传播渠道主要是静脉吸毒人群，同性恋渠道的传播只占 0.06%。虽然到 2010 年同性恋传播已经在传播渠道中占到 5% 并还在增长，但异性恋传播还是占据更大比例，所以认为只有同性性行为才传播艾滋病是一种偏见。此外，如果从传播渠道占比上看，虽然男男性行为传播艾滋病的概率最大，超过平均水平，但是女女性行为传染艾滋病的概率却低于异性恋，低于平均水平，因此不能笼统地说同性恋比异性恋传播艾滋病的概率更大，更不必上升到道德评价。如果一定要推论到道德层面，严格按照我国 2010 年异性性行为高于同性性行为的艾滋病传播渠道占比来推论，会得出异性恋比同性恋更不道德的结论，我想，这种推论是广大异性恋人群绝对不能接受的。

■ Q:

中国社会对同性恋者的接受程度已经大大改观，从最初对男同性恋的污蔑性称谓到现在的去污名化，您觉得推动了这样一个变化的最重要因素是什么？

■ 李银河

主要的因素是社会变迁所导致的对性活动的评价从负面为主渐渐转向正面为主，从反性禁欲到对一般人类性欲的肯定。其次是反歧视话语在全世界的走强和在中国的推广。目前已有包括美国在内的几十个国家批准了同性婚姻法案，联合国也在反歧视公约中，在反对性别、种族、民族等领域的歧视条款外增加了反对性倾向歧视的条款，这些都使得人们对同性恋更加宽容、接纳，性倾向歧视的程度在全世界都有所降低。

■ Q:

中国是一个城乡二元结构的社会，对一些社会现象俨然形成了两套评价标准，那么农村与城市对待同性恋者的看法有何不同？根据您或其他学者的研究，农村与城市同性恋者在生存方式、心理状态等方面有何不同？

■ 李银河

农村对同性恋的接纳程度低于城市，农村同性恋者的生存处境更加艰难。全世界的同性恋者都不喜欢农村和小镇的生活，偏爱都市生活，一方面是由于农村的观念比城市更加保守，另一方面是由于同性恋者是少数人群，在农村更不易找到伴侣。因此会出现同性恋者在大城市聚集的现象，这一群体往往会占到人口的十分之一，例如，英国伦敦、中国香港等，在美国旧金山某些社区，同性恋者占有很大的比例。

现在很多同性恋者一直在犹豫到底该不该"出柜"。出柜到底需要面对什么样的社会压力？如果面临这方面的问题该怎么办？

■李银河

同性恋受到的社会歧视还是比较重的，但是不同的小环境在歧视程度上有差异。在人群文化水平总体较高的小环境（如文化类单位）会轻些，越下层的单位同性恋者的压力越大，可能会影响就业、升迁。如果真的遭遇了歧视，应当进行反歧视抗争。至于"出柜"与否，可根据所处小环境自行判断，自愿做出选择。

■Q:

您觉得双性恋的人是一种怎样的存在？是否是人格分裂？

■李银河

当然不是。人格分裂是精神类疾病的一种。双性恋则是一种少数心理健康的个人的特殊性倾向。双性恋的与众不同之处，就是在情感生活和性生活中男人也爱，女人也爱。我看过英国的一个全国抽样调查，发现双性恋人群在总人口中占 4%，规模不小。

■ Q:

您觉得在中国当前的国情下，我们还能为同性恋群体做点什么？

■ 李银河

大家共同努力，传播反对性倾向歧视的话语，接纳性少数人群，争取反歧视的保护性立法，争取同性婚姻的合法化，促进社会和谐。

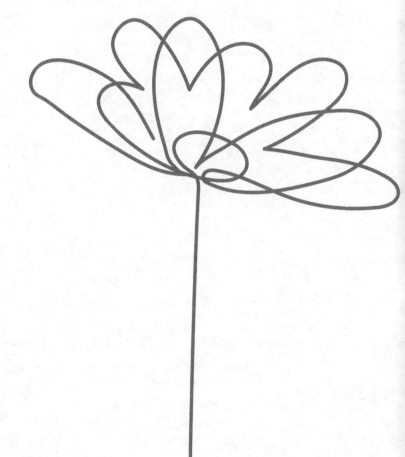

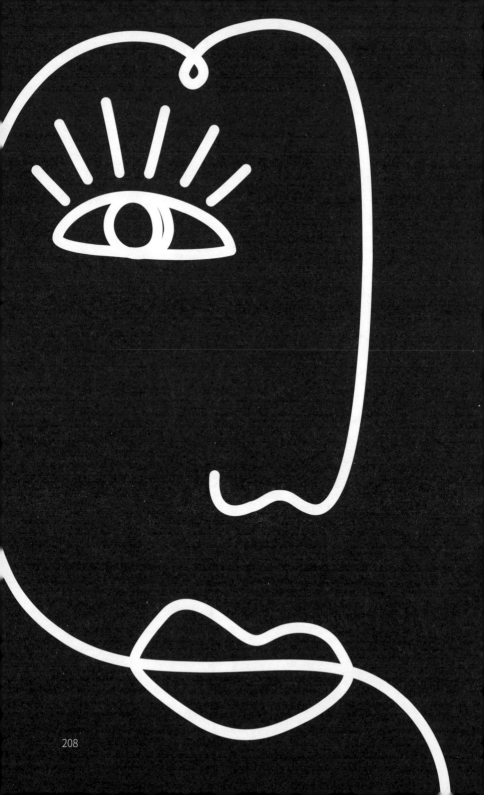

婚姻与爱情

■ Q:

您与小波、大侠之间的情书都十分动人，情书在你们的情感世界中占多重要的位置？

■ 李银河

在没有互联网、没有手机的年代，情书几乎是当时人们表达感情的最主要方式。它使我知道了他们对我的爱，我也能通过它表达对他们的爱。但是只要不用分离，而能够天天厮守在一起的话，就没必要再写了。

您在自传中提到："我这一生仅仅得到了他（小波）的爱就足够了……我不需要任何别的东西了。"之后您遇到了大侠，"情不自禁地走到一起，最终合而为一，爱情成为亲情"。对您来说，与王小波的爱情和与大侠的爱情有什么不同的含义？大侠对小波的嫉妒是否影响到你们的感情？对于爱情，您现在的理解和过去有何不同？

■
李银河

失去小波之后，的确有"曾经沧海难为水"的感觉，如果说小波这瓶子醋已经满了，我不可能再去找个半瓶子醋的人。而大侠给我的感觉不是半瓶子醋，而是一瓶酱油，这两人在一切方面均无可比性。而他们唯一的共同点是，他们都对我产生了激情之爱。我深知，激情之爱发生的概率并不很高，我有幸遇到了，而且居然成了那个引发激情之爱的人，就该好好享用爱情的全部美好与幸福。

您在北极点的演讲中提到："平静是通过节欲就可以获得的，喜乐却是通过真正意义上的纵欲之后才能到达的境界。"可否具体解释一下？另外，您认为现在自己处于哪个境界呢？

李银河

人生修行的境界有两个，平静是比较低一点的境界，喜乐是更高一层的境界。通过控制自己的欲望，比如，不再去追求金钱、权力和名望，就能使自己平静下来。而我所说的真正意义上的纵欲，则是孔子"随心所欲不逾矩"中的那个"欲"，具体说，是对爱和美的追求，是享受爱和美的欲望。当我们纵情于对爱和美的追求时，就是真正意义上的纵欲。我目前已经超越了平静的境界，浸淫在对美和爱的享用和追逐之中。

书中提到您和小波从结婚起就自愿不育，为何做这样的选择？和大侠在一起后，又为何收养孩子？您的教育方式是什么？对孩子的期待又是什么？

■ 李银河

与小波在一起时没有什么特别的想法，只是觉得想用生命做点生孩子养孩子之外的事情，比生养孩子这件事更有趣。跟大侠在一起后，他太喜欢孩子，所以就收养了一个。我对孩子的教育还真没怎么注意过，希望孩子有一个快乐健康的人生，能做点什么就做点什么，做不成也不强求。

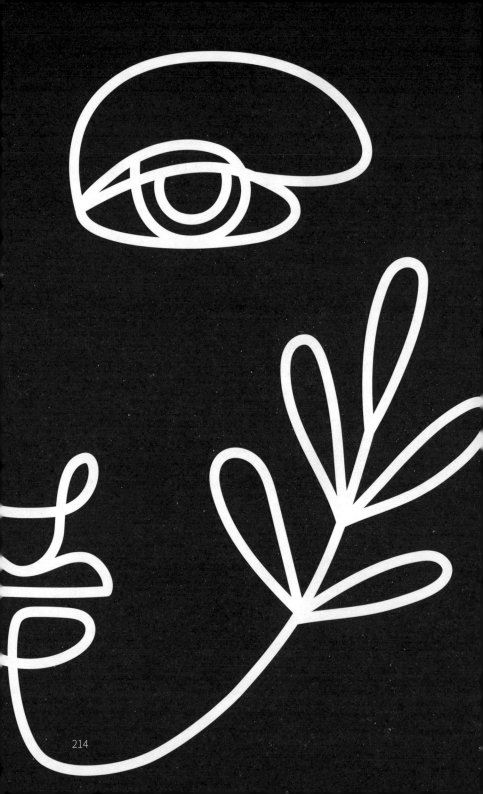

成长

■ Q:

在自传中，您说道："我性格中有种极度的羞涩，可能是遗传。这种羞涩使我把别人看来轻而易举的一些事情视为畏途，终生不敢沾边。"但是另一方面，您所从事的工作，又需要极大胆地去走近特殊人群，去面对传统道德观、社会舆论，以此来开发民智、唤醒蒙昧之心。在工作中您如何克服天生的羞涩？在与反对者对抗时，您一直坚强勇敢吗？有没有过不去的坎？

■ 李银河 | 　在工作中就硬着头皮去克服呗，比如说演讲；不过我到现在也不能脱稿演讲，所以还是没有真正克服羞涩。在与不同观点的论辩当中我倒并不怯场，因为对自己的观点有自信，相信真理在握。还真没遇到过什么克服不了的困难。

■ Q:

　　您在两段爱情中也都非常勇敢。您公开自己与大侠十多年的感情生活，引起广泛讨论。不过您二位似乎并没有站在风口浪尖的焦灼感，相反，以轻松开放的心态携手接受媒体专访。在得知您天性羞涩之后，感到您能直面媒体和公众，十分不易。您当时是如何做到坦然面对的？

■ 李银河

　　其实周边亲友、熟人早就知道我们的关系，也都接纳得很好，所以我们心中对此事一直坦然，只是没有由头对外人言说而已。

我从您的自传中得知，您随母姓而不是父姓，原因在于父母的男女平等的地位和观念。这种家庭氛围对您日后研究两性关系有无帮助？

■李银河

我的父母是 20 世纪 30 年代末奔赴延安参加革命的一代新青年，性格激越，充满纯洁的理想主义色彩。二人自由恋爱，关系平等，完全没有旧式家庭的男尊女卑。这对于我后来成为一个主张男女平等的女性主义者至关重要，对我选择研究方向亦有一定影响。

■ Q:

您提到自己在内蒙古劳作时始终加入不了共青团，每次写家信都会对自己进行长篇批判，一度处于精神崩溃的边缘。是什么支撑着您熬过那个时期？这段经历是否起到性格重塑的作用？您提到此段经历让您这代人不再轻信任何人，这在您之后的生活、婚姻、社会活动中有无体现，或成为阴影？

■ 李银河

支撑我熬过那个时期的主要动力还是对人生道路的思考。这段经历的确使我冷静下来。我在那之前头脑狂热混乱，冷酷的现实像是兜头泼了我一头凉水，使我变得清醒，能够直视残酷的现实。这段经历使我们这代人不再轻信任何宣传，对当时社会的看法完全改变。我们当时开始看奥威尔的《1984》和德热拉斯[1]的《新阶级》，开始用自己的头脑独立地思考问题，在朋友圈里热烈地讨论国家的状况和前途，期待巨变的到来，以致当这一巨变在1976年到来时，我们一点都不意外。此后，国家有了天翻地覆的改变，我的人生也走上坦途。

[1] 密洛瓦·德热拉斯（Milovan Dilas，1911—1995），现译为米洛瓦·吉拉斯。革命家、政治家、前南斯拉夫党和国家主要领导人之一，代表作品《新阶级》。

■ Q:

您曾在《人间采蜜记》中谈到对儿子壮壮的希望，您希望他以后快乐、有知识、懂礼貌，但现在大部分中国家长对孩子的控制欲非常强，往往把自己未实现的抱负寄予给小孩，您想对这些家长说些什么？

■
李银河

如果你真的爱孩子，一定要让他有一个健康快乐的人生，却不一定要让他有一个所谓成功的人生。

■ Q:

听说李银河老师您非常害羞，请问您是否会在意媒体对您的报道和外界对您的评价？您会在网络上搜索、翻阅与自己相关的新闻吗？

■ 李银河

虽然我生性羞涩，但是并不太在意媒体的报道和评价，也从不在网上搜索、翻阅与自己相关的新闻，因为不管别人喜欢我还是讨厌我，我还是那个样子。

■ Q:

请问支撑您精神世界的东西是什么？是好奇心、爱情或者是什么追求？

■ 李银河

对爱与美的追求。

■Q:

　　我在美国求学的时候驾车横贯美国东西部，也曾游历欧洲多国。您觉得年轻人旅行是否非常重要？如果请您给年轻人推荐一个旅行的地方，您会推荐哪里？

■李银河 ｜ 　　人总是静久思动、动久思静的，所以在一个地方待的时间长了，出去走走挺好。我推荐瑞士少女峰。

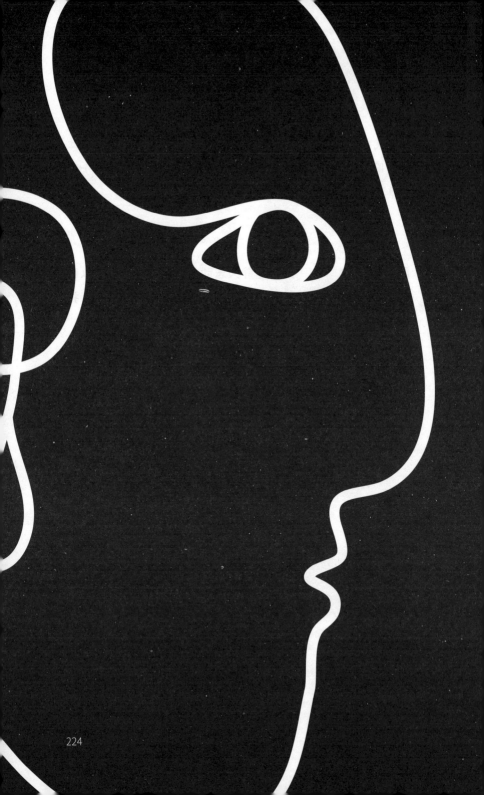

写作

■Q:

是什么触发了您写小说的热情？您对自己的小说有什么要求？

■ 李银河

主要还是对虐恋的喜爱。正如弗洛伊德的升华理论所说：原欲受阻就会升华至文学艺术。虐恋的原欲在现实生活中不易实现，于是在小说中得以宣泄。我的虐恋小说有两类：一类以虐恋类性活动为主题，另一类只是借用虐恋元素（鞭打、羞辱、惩罚）写其他主题。我当然希望自己的小说是纯文学，写"之前的汉语没有描述过的人性"（冯唐给我写的序言中的评价），"提供我直截了当地称之为审美快感的东西，这种东西是不知起于何因、来自何处并与其他的存在状态相联结的一种存在观念，其中，艺术（奇特性、敏感性、亲切性、狂喜性）是标准"（纳博科夫语）。

我看了您首先发表在自己博客中的小说，对《女德馆》这一篇印象深刻。是类似的社会事件触发了您吗？您写作的时候，也会把对事情的判断藏在故事中吗？这是您的作品的特色之一吗？

■ 李银河

这篇确实是为当时社会上如雨后春笋般出现的女德馆现象所触发。我的写作当然有自己的判断。世界上存在没有作者对事物进行判断的小说吗？

■Q:

　　您在回答问题和探讨专业问题的时候都很冷静、客观，很少有情绪化的情况。我关注您的言论，发现您对"泼粪大妈"等人的行为还是表示了掩饰不住的义愤。您怎么看这个群体？他（她）们为什么会出现这样的心理和行为？

■李银河　｜　这个群体就像清末的义和团，愚昧、无知、颟顸、守旧。可能缘于没上过学，没读过书，没接触过现代科学和现代观念。

■Q:

王小波对您的文字的评价是"你的文字扔在地上还跳不起来"，冯唐评价您的小说："现在呈现的文字带有很多你作为优秀社会学学者的特点。"您对此是否有过失望？

■李银河

我真的不知道我的文字算不算好文字。在我的心目中，文字始终是工具，是表达的工具，而不是目的。王小波和冯唐都是以文字为目的的人，我跟他们当然没法比。我擅长的是写论文，所以我的小说也许应当叫作论文式小说。你看着它们像小说，其实它们是论文；你看着它们像论文，其实它们是小说。

■ Q:

您的虐恋小说如何构思？您在社会学研究过程中会接触到真实的虐恋案例，真实案例与文学想象之间如何转换？

■ 李银河

我出版过一本关于虐恋的研究专著，叫作《虐恋亚文化》。小说的许多灵感当然来自这个研究，因为虐恋这种社会现象本来就有戏剧元素，所以很容易转换为文学形式。

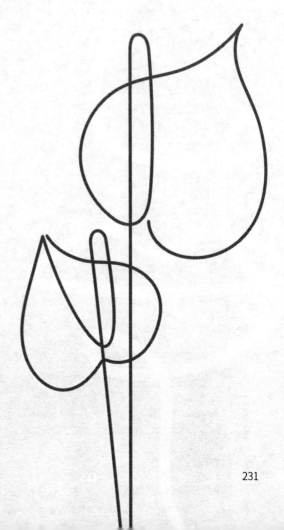

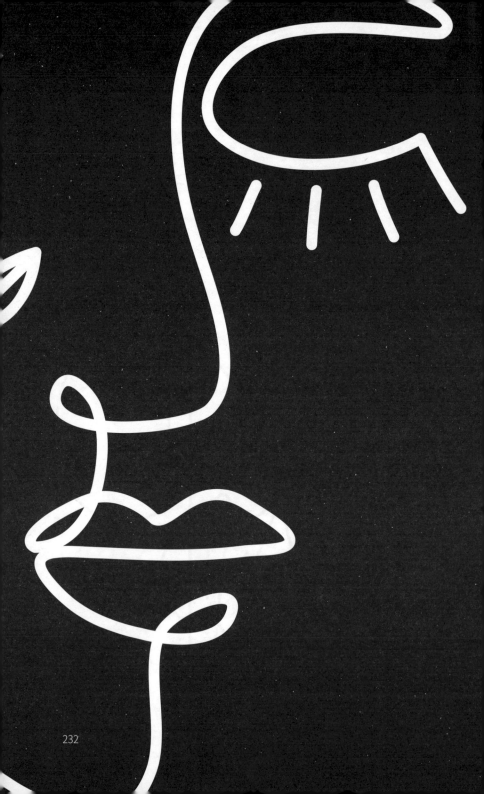

社交

■Q:

　　李银河老师一天有多少时间花在社交 APP 上呢？您会花时间刷朋友圈和浏览微博吗？

■
李银河 | 　　花在社交 APP 上的时间为零，不刷朋友圈，不浏览微博。

■ Q:

李银河老师会使用淘宝网购物吗？

■ 李银河

不会。

■ Q:

您喜欢用电子阅读器，比如 Kindle 阅读吗？

■ 李银河

我在美国花 80 美元买了一个，后来有人又送给我一个。现在我已经很喜欢用 Kindle 看书了，尤其是出门在外的时候，带着它比带纸质书轻便。因为很少外出，在家里还是习惯看纸质书。Kindle 近期已退出中国市场了。

■ Q:

　　您现在长时间居住在威海，回北京只是集中处理事务，请问是否觉得小城市更适合生活，大城市更适合打拼？您对现在年轻人远离家乡，在北上广深漂泊奋斗的状况怎么看？

■ 李银河

　　小城市安静、干净，适合退休生活，年轻人在大城市打拼是生活所迫吧，其实在二三线城市或小城镇就完全没有适合的工作吗？如果有，未必不是一种可供选择的生活方式。

您现在的生活作息是怎么样的？还是凌晨起床开始创作吗？

■ 李银河 | 上午写作，下午读书，晚上观影。晚上 10 点睡，早上 5 点起。

■ Q:

您最喜欢的当代的华人作家是谁？为什么？

■ 李银河

王小波和冯唐。他们俩的作品都曾让我由衷地笑过。

■ Q:

听说您和冯唐的关系非常好，他曾经为您的小说作序，请问您是如何和冯唐成为朋友的？您欣赏他的哪些地方？

■ 李银河

最早结识他是因为帮他编辑出版《如何成为一个怪物》。喜欢他的诚恳、高智商，喜欢他的文字以及文字中泄露出来的灵魂的模样。我对他说过：如果你仅仅是我最喜欢（中国）作家的前十，那无所谓；如果你是我最喜欢作家的前二，那我们是一定要成为朋友的。后来我们就成了朋友。

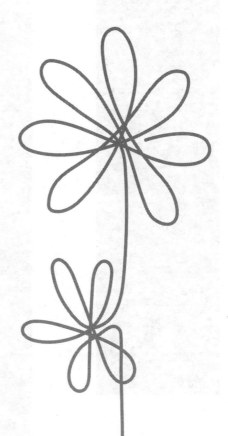

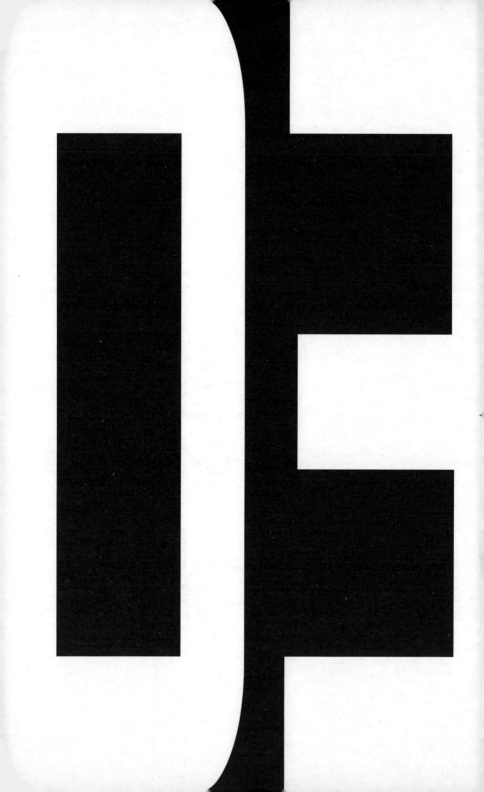

银河耳语

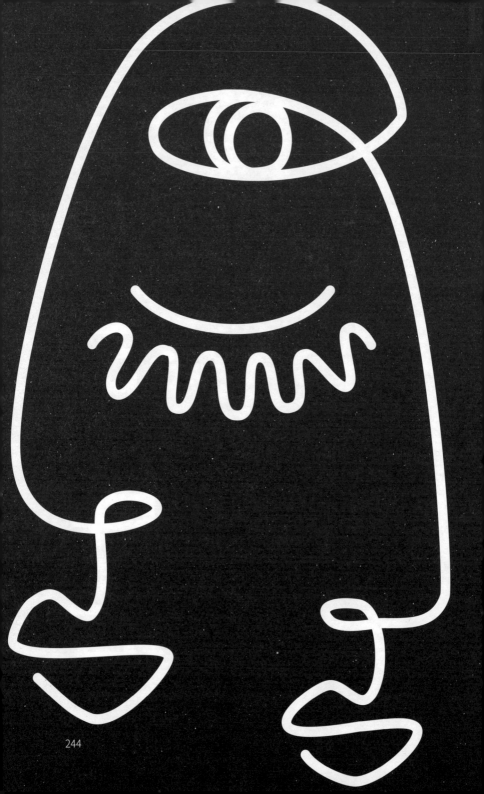

爱情·我喜欢你

■ 致女性的万行诗

活着,
就追求和感受爱与美,
永远过本色的生活,
说本色的话,
只要最纯粹最美好的经历,
超越年轻和美貌,
获得快乐和平静的心情。
当人把自己从角色扮演中解放出来的时候,
马上就会成为自由人。
她可以不再纠结于自己的相貌、身材、年龄、性别,
可以毫无压力地自由自在自信地活着。

■ 中奖

人没有必要压抑心中的爱。
如果能对一个人产生爱的感觉,
首先是一种幸运,
是人生中得到的一个礼物,
是中了奖。

■ 微醺

人在爱的时候处于一种微醺的陶醉状态，
会觉得天比平时蓝，阳光比平时明媚，生活比平时美好，
就连令人很难直面的宇宙的空旷无意义似乎也不再那么令人绝望。
这就是世上有那么多讴歌爱情的诗歌、小说和艺术品的原因。

■ 喜欢

喜欢清澈见底的人。
有的人你看到他的眼睛，
立即就了解了他的灵魂，
这样的人就可以交往。

■ 共情

爱其实就是一种强烈的共情感觉，
那是一种不能细想的感觉，
只要一想到它，
就会热泪盈眶。

■不变

爱是一种既复杂又单纯的感觉，轻易不会失去，
除非对方已经彻底改变。
而剧变的情况在人身上是很少发生的，
正是所谓江山易改本性难移。

■美好

由于你的存在，
我的生命变得美好。

■比自己喜欢的人大

比自己喜欢的人年龄大在某种意义上是好事：
你肯定会比他早离世，
这样你的情感就可以保持终身了，
你就可以终身有伴了。

■享用不尽

所有的物质享受都是有限度的，
资源有限，
享用的欲望有限；
唯有情感的享受是无限的。
无论是资源还是欲望都可以是无限的，
所以情感可以是享用不尽的。

■诚恳

诚恳是交朋友最重要的因素。
它令人有安全感，有归属感，有温暖柔软的感觉。

■冷静

在冷静清醒的情况下陷入的爱情会更加持久，
因一时冲动痴迷陷入的爱情则不会持久。

■ 例外

叔本华说过这样一句话：

"一个人对与人交往的爱好程度跟他的智力的平庸及思想的贫乏成正比。人们在这个世界上要么选择独处，要么选择庸俗，除此以外再没有更多别的选择了。"

此话基本正确，有一点点例外：激情之爱。

■ 光明

人的心情是那么容易改变，

心爱之人的一个微笑，一句话，一条短信，

就能使阴郁变为光明，

好似雨过天晴，云开雾散。

■ 柔情

在这个凶险的世界上，

人必须穿上铠甲，硬起心肠，否则无法存活。

爱的时刻是人柔软的时刻。
在这个生硬阴冷的世界，
唯有对人的柔情可以带来柔软和温暖的感觉。

■ 本真

爱从来与作假无缘，而完全是它的对立面。
然而有时爱会使人对对象产生美好的幻觉和夸张感，
自身的感觉却是实在的，毫无夸张的成分。
例如，
一想到所爱之人，泪水就会自然涌流，
这哪里有一丝一毫夸张的可能？
那人心中所感觉到的美是实在的，
那人心中所感觉到的爱也是实在的，
是本真的自然流露。

■ 柔软

当爱情发生时，心中有无限的温柔，
那是一种柔软到极点的感觉。

如果心原来是一座冰山，它会完全地融化成水滴；
如果心原来是一块铁，它会融化成柔软的铁水；
如果心原来是一块石头，它也会变成粉末。
原因仅仅在于爱的温柔。
人会惊讶于自己的内心怎会有如此的热度和软度。

■ 温柔

情感就是一种温柔的感觉。
母鸟呵护雏鸟的温柔，
小兽依恋父母的温柔，
微风吹拂树叶的温柔，
一颗心抚摸另一颗心的温柔。
对自己钟爱之人，永远怀着无限温柔。

■ 幸运

不幸的人生是从未遇到过爱情的人生；
幸运的人生是遇到了爱情的人生；
最幸运的人生是一直拥有爱情的人生，
终身浸淫在爱河之中的人生。

■ 咀嚼，品味

当爱情发生时，人与人之间的感觉密度最高，
有时甚至达到令人窒息的程度。
对方的一个表情、一个动作，
会使自己欣喜若狂或者泪流满面。
对方的一句话、一个字，
会令自己反复咀嚼，细细品味。
世间没有比爱情更快乐的事，也没有比爱情更痛苦的事。
这样高密度的关系，人总是心向往之，
可是有时又宁愿它没有发生。

■ 迷幻

世间之事大多平淡无奇，
只有爱情是神奇的，带有神秘色彩。
其神奇主要表现为起因不明，
极其纯粹，极其美好，
带有神性和着魔的感觉。

■ 快乐

爱情在人漫长的一生中也许就遇上几次而已，
有的人一次都没有遇上过。
友情也是所谓"知我者，二三子"，数得过来的几位而已。
尽管占比可怜，
在给人带来快乐的比重上却是另外两种关系不可比拟的，
常常要与人数占比倒过来才行：
人数上占比一成，为人带来的快乐却占比九成。

■ 两情相悦

在所有的人际关系中，两情相悦是最罕见的，
最不累的，最不烦的，最愉悦的，最美好的。
与人世间所有的经历相比，爱情是最美好的，
最快乐的，最浓烈的，最有趣的，最甜蜜的，也是最疯狂的。

■ 感觉

在那些无法实现的激情当中，人只是自得其乐，

像享受一本书、一部电影、一个故事那样，
享受一个现实的关系，这关系完全无法归类。
它既非亲情，亦非友情，甚至算不上爱情，
只是人的一种感觉而已，
只是人心灵的一道闪电，
只是人脑波的一段波动。
它既可以随时消失，也可以永存，只在人的一念之间。

■ 自暴自弃

当人陷入爱情，会向对方彻底屈从，彻底投降，
把自己的价值降低为零，
将自己的灵魂赤裸裸地袒露给对方，
那心境、那姿态完全像个受虐狂。

■ 迸发与持久

喜欢迸发的激情，也喜欢持久的情愫。
在激情迸发时，人仿佛在天上，泪飞顿作倾盆雨；
在情愫舒缓时，人回到了人间，心境如小溪流水，源远流长。

■ 深藏

爱情其实是适宜深藏的东西，但是由于它太美好，太耀眼，又引发表达的冲动。
世界上于是有诗。

■ 期待

爱情最让人着迷的一点是期待。
人总是处于对一句话、一个声音、一个微笑、
一个回应的期待之中。

■ 原创力

人一旦陷入爱情，就会花样百出，
想说的话绵绵不绝，小动作层出不穷，
它们像泉水一样从心中源源不断地涌流出来。

■执着

爱情最令人费解的一点是它的执着。

人一旦陷入爱情，

就变得无比坚忍、执着，

九头牛也拉不回来，天崩地裂也无法将它改变，

那种执着劲头不仅令旁人无奈，也令其自身纳闷。

■宝贵

世间最可宝贵的是情感，正如乔布斯临终的感慨，

他后悔挣了许多无用的钱，却忽略了情感生活。

而生命终结时的悔悟为时已晚。

■默默的爱

默默的爱是世间最美的爱，最纯粹的爱，最持久的爱。

■一旦

爱一旦发生就很难消失，
除非两个人决定结束亲密关系，断绝联系。

■醇厚

时间长了，爱情会有一种醇厚的味道，
不那么张扬，不那么激烈，
但是变得深厚。

■一往情深

喜欢一往情深的感觉，
愿意沉浸在一往情深的感觉之中。
纯粹，清澈，愉悦，美好。

■ 支撑

人在世上必须独立支撑，不依赖任何人。
无论是在物质上还是在情感上，
将自己的喜怒哀乐寄托于他人就是陷自己于险境。

■ 爱自己

一个人先要爱自己，
如果连自己都不爱的话，
他不可能去爱上另外一个人，不可能拥有爱的能力。

■ 如果

如果我爱，我的生命就不会无聊。
如果觉得生命无聊，就去爱，
爱一个人，爱一件事，随便爱点什么。

■ 喜悦

爱首先是一种喜悦，喜悦来自遇到了这样的一个人，
来自他能让自己感觉到的美好，
能引发那纯粹的激情之爱，
其次才是他的反应。
就像沈从文一开始爱上张兆和而张并不爱他时，
他还是感受到了那份喜悦。

■ 祛魅

爱常常表现为迷惑、着迷，对对方的真实状况若明若暗。
在祛魅之后，在看清楚对方的一切之后，
爱往往就会退场，变成喜欢和好感。

■ 感动

问世间情为何物，
就是完全的迷失。

对方的一点温柔，就会感激涕零。

所谓爱，就是感动。

被存在感动，被美好感动，被善意感动。

■ 给予

人只能给别人自己有的东西，

不能给别人自己没有的东西，

譬如爱。

■ 儿女情长

古谚云，

儿女情长英雄气短，

说的是大人物和小人物的区别。

小人物卿卿我我，大人物天高云淡。

当然，

英雄也有儿女情长的时候。

■等级

情感有三个等级：好感、喜欢和爱。
三者之间区别是明显的，
但是偶尔也有三者混淆不清的状况发生。

■迷恋

迷恋是美好的，即时感觉也是奇妙的，
但是与持久的、踏实的、绵绵不断的关系相比，
并不见得更美好。

■发自内心

无论友情、爱情，都必须有发自内心的冲动，
否则不可能发生，也不可能延续。
许多亲密关系并没有真正的亲密感觉，
就是缺少了这种发自内心的冲动，
或者是曾经有过，已经丧失。

■ 窖藏

当爱情从激情状态转变为柔情状态，
心情平静，味道醇厚，
像窖藏的好酒，年代越久远，味道越浓。

■ 幸福

幸福的感觉来自心中柔软的感觉，爱的感觉。
只要有恨，有嫉妒，有委屈，有失落，
就没有幸福可言。

■ 可爱

可爱之人处处透着可爱，
无论是性情、心思、才华，还是灵魂的一举一动。
世间的幸福并不多见，
其中最幸福的就是爱上一个可爱之人。

■ 守护

爱情是对对方灵魂的守护，
除了喜爱之外，
希望它平安，不受伤害。

■ 提纯

爱情是一个提纯的过程，
一开始是掺杂了多种因素的混沌液体，
后来就变得越来越纯净。
进入化境之后的感觉是完全的清澈。

■ 抽象

美好的爱情应当抽象一些，
因为一旦到了具体层面，
美好度就会降低，
如肉体和日常。

■ 快乐

巨大的爱给人带来巨大的快乐，
微小的爱给人带来微小的快乐。

■ 爱如修行

喜欢陷在纯纯的爱当中，
感觉就像修行。
听说静修能够达到精神快感的境界，
那么爱也可以达到同样的境界吧。

■ 温柔

爱就是永远的温柔，
即使在最激烈的时刻，
内心也是温柔的。

■ 缠绵

在一段情感关系中缠绵是人能拥有的最有意思的生活，
虽然不一定会有什么结果。

■ 受益者

在爱者与被爱者之间，
受益者首先是爱者，
其次才是被爱者。
因为当人爱他人之时就进入了生命的最佳状态，
心境纯净、热烈、愉悦。

■ 爱的博弈

爱的一方和被爱的一方，前者永远胜过后者，
因为前者富有，后者贫穷；
前者是情感的富翁，拥有给予（施舍）的无尽资源，
后者却是情感的贫儿。

■ 虚拟

精神恋爱就是在虚拟空间的恋爱，
与爱上一个机器人相比，区别在于爱的对象是一个真人。
他有自己的生活和喜怒哀乐，能够做出意想不到的反应。

■ 比较

做灵魂伴侣比做情人还好，
前者更持久，更多交流，更平静；
后者可能短暂，由于激情澎湃而难以持久。

■ 值得

爱情是一件值得追求的事情，
也是在发生之后值得保持的事情。
因为它为人带来的是不确定的美好，
或者说是美好加不确定性。
人总是本能地规避丑恶、平庸、琐碎，

而爱情是美好、奇特、脱俗的。
确定性会导致厌倦，
爱情却是惊喜的源泉。

■ 源泉

爱是幸福的源泉。
人在爱的时候才能时时感觉到幸福，
在恨的时候却是心烦意乱的。
可惜，
幸福之泉也会断流、枯竭、干涸。

■ 关注

爱就是关注，
所以只要你不再关注他，爱就没有了；
只要你还看重他的关注，你就还有爱；
只要你还嫉妒他对别人的关注，你就还有爱。

■ 特殊

爱情说到底就是一个人对另一个人的特殊感觉，
在茫茫人海当中，
一个人对另一个人感到了特别的兴趣，有了特别的关注，
灵魂（以及肉体）受到了吸引，有去接近他、了解他的冲动。
他在众人中不知为什么吸引了你，
因而从芸芸众生中脱颖而出。

■ 恋情

恋情这种事，对社会来说完全无足轻重，
但对个人来说，有时就是全部。

■ 柔软

爱情主要是一种柔软的感觉，
是对另一个灵魂的温柔注视。

■ 同行

在生命的漫漫长途中，
一人独行亦无不可，
有人同行更上一层楼。

■ 撩拨

美好的关系是不断给对方意外惊喜的关系，
一个灵魂用自己的活泼、有趣和美好不断去撩拨另一个灵魂。

■ 显现

能否遇上爱情，
幸运是最重要的因素。
一直的期待、向往、寻觅、等待都是背景因素，
关键是那个人的显现。

■ 力量

我常说："存在皆偶然，人生无意义。"
幸而有爱，让渺小平凡的人有了分量。
我们来人间一遭，不爱的，皆如匆匆过客，
爱着的，才拥有了精彩的人生。

■ 不怕受伤

只要爱，就会受伤。
或因为无法实现，或因为最终的离别。
既然如此，就安之若素。
宁肯受伤，也不放弃。

■ 心有所属

心有所属是一种令人陶醉的状态。
它令人不再孤独，心中有了牵挂；
它令人感到愉悦，快乐多于烦恼；

它仿佛为生命赋予了意义，不再四顾茫茫。
它是马斯洛需求五层次的第三层，
虽然离自我实现还差着两层，
但是感觉非常之好。

■ 坠入情网

如果爱仅仅是一种甜蜜的感觉，
它还不会那么吸引人。
由于爱往往夹杂着痛苦和折磨，
它才格外有趣。

■ 期待

爱情有时是突然间发生的，有时是故意进入的。
而多数爱情两者兼备：
如果不是一直期待，爱情也不会突然发生；
一旦发生，
爱情的持续有故意的成分。

■ 爱情三要素

人人都渴望在有生之年遇到美好的事物：

美好的爱情，

美好的亲情，

美好的友情，

美好的人，

美好的生活。

但是，

世间美好的事物是稀少的，不易得到的。

要想多多遭遇美好，

一是要有愿望，二是要做努力，三是要靠运气。

缺一不可。

■ 互相欣赏

灵魂伴侣一定是互相欣赏的，也就是知音。

如果你并不由衷地对他说一声赞，

或者他并不由衷地对你说一声赞，

两人只是互相挑毛病，

交流中尽是负面信息，

那也很难维系。

■投机

灵魂伴侣一定是性格投机的，
如果一方真挚敏感，一方虚伪鲁钝，
绝难成为灵魂朋友。
性格相互感觉舒服才可能交流，
如果总是相互龃龉则全无可能建立关系。
其实倒不一定均为内向，
或均为外向，
一个内向一个外向也有相互吸引的可能，
关键还是性格的契合度。

■ 真正的爱情

真正的爱情完全是正面的情绪，
即使得不到回应也不会走向负面，
只会有些伤感而已。
如果尽是负面情绪，
疯狂、妒忌、绝望、仇恨，
那就是走火入魔，
不是真正的爱情。

■ 心境

爱情其实是人的心境，
人选择的一种生活方式。
能够沉浸在爱恋之中的心境，
是人能够到达的最美好的心境，
是最惬意的生活方式。

■ 施惠于己

爱有时候可以做到不求回报，
甚至不求回应，
因为它首先不是施惠于人，
而是施惠于己。

■ 情感

在万千事物中，
唯有情感是与人存在关系最深的，

也是存在最强烈最值得眷恋的经验。

■ 温情

温情与激情相比各有短长，
温情给人柔软的感觉，
激情给人狂喜的感觉。
有激情当然好，
没有激情，
有温情也是很好的感觉。

■ 锦标

在恋人心目中，对方是一个锦标，
也像一座铜像，在远处发着灿烂的光。
最有趣的是，
对方竟然认识我，
对我有感觉，能够与我交流。

■ 期待

爱最动人的一点就是期待，
总是期待对方的一切，
想知道他的一言一行、一举一动，
怀着私密的欣赏的心情。

■ 确认

爱情都是在期待中完成的：
期待见面，期待回应，期待来信。
期待就是要确认爱的存在，确认心的归属。
害怕厌倦，害怕冷淡，害怕失去。

■ 执着

一切慷慨悲歌、悲欢离合，
最终都会烟消云散，
唯有爱情默默执着。

■ 选择

一个人的生活质量完全是人为的，是选择的结果。
人想陷入爱情才能陷入爱情，
陷得很深和浅尝辄止也是人自愿的选择。

■ 无我

爱到深处，人处于无我境界，
不再计较多少深浅，
只是一片温暖与柔软的感觉，
像涌流的泉水，无穷无尽，无边无际。

■ 罕见

生命中的几十年过去之后，
人才能知道世间真正有趣又美好的事物有多么罕见，多么难寻。
爱情就是其中之一。

■ 干净

爱是这样的：
无论世界多么坚硬，他永远在你心中最柔软处；
无论世界多么肮脏，他永远在你心中最干净处。

■ 如沐春风

爱是主动，被爱是被动；
爱是激情迸发，被爱是惊喜莫名；
爱是柔情似水，被爱是如沐春风。

■ 爱自己

人必须先爱自己，别人才会爱他。
如果自己都不爱自己，甚至厌恶，
别人怎么会爱他？

■ 等待

静静地等待另一个灵魂，
是一种非常美好的感觉，
尤其是知道他一定在那里，
绝对不会消失时。

■ 心境

在人的万千心境之中，
爱是最有趣的心境，
也是最美好的心境。

■ 最好的感觉

爱情当中最好的感觉是缠绵悱恻，苦甜参半。
如果一切已经明朗笃定，
味道就淡了。

■ 盐

爱情是生活中的盐。
并不是说，
没有爱情生活就无法下咽；
而是说，
有了爱情生活才变得有滋有味。

■ 卿卿我我

在人生无数经历之中，
唯有卿卿我我最有味道、最有颜色，是人生乐事。

■ 本色

人一旦爱了，
只要对方还是本色的他，没有改变，
爱就会深厚、持久，
对对方会有感激之情，

感激他还是他，他就是他，
他按照他可爱的模样活生生地存在。

■ 心湖

爱就是在心湖中扔下了一颗石子，
清澈碧绿的湖面漾起了几圈涟漪。

■ 眷恋

世间的一切都不真的值得眷恋，
唯有一点点两情相悦的情感是个例外。

■ 最可宝贵

激情之爱在任何情况下都是人生最可宝贵的，
无论是否与对方真实情况相符，
无论对方的婚姻状态如何，
无论对方的反应如何。

■ 灵魂吸引

世间多数的爱恋是以生理吸引为基础的一时的意乱神迷，
只有少数的恋情涉及灵魂的吸引与喜爱。

■ 一切

最好的关系就是觉得对方一切都对，一切都好，
就连缺点也有其可爱之处。

■ 清醒

既清醒又保持爱，这是一件很难做到的事情。
人一清醒，现实就毫发毕现，
包括种种愿见和不愿见的细节。
而爱只在幻想之中。

■ 灵魂狂欢

爱情是非理性的，
是一次灵魂的狂欢，
它远远超出了常理，
感觉比常态敏感了 100 倍，夸张了 100 倍，
狂热了 100 倍，激烈了 100 倍。

■ 奖赏

一个人可以得到持久的爱有两大因素：
他自身的美好可以引发他人之爱，
他对他人之爱能够做出回应。
二者缺一不可。
二者兼备就可以得到这一奖赏。

■ 生命之泉

将爱情深藏心中也是一种挺好的感觉。

它就像一股生命之泉，不断地涌流，孕育情感，孕育生命，
永不枯竭。

■ 自娱

爱情的长处在于它不仅是自利的，同时也是利他的。
或者反过来说，它不仅是施惠于他人的，也是施惠于自身的。
它归根结底是自娱的。

■ 爱情

爱情是人的平淡生活中的意外惊喜，
它对庸常的人世来说是一个太过美好的经验。

■ 灵魂伴侣

灵魂伴侣最重要的还是要互相喜欢，

如果对对方有一丝一毫的厌恶，就绝无可能成为灵魂伴侣，

因为灵魂伴侣不一定在现实生活中有关系，

吸引力全在精神层面，

灵魂之中，

如果对对方灵魂不能喜欢，甚至没有兴趣，

那是绝无可能成为灵魂伴侣的。

■ 最快乐的事

社会学研究中衡量人的社会地位有三个标准，

一个是钱，一个是权，一个是名。

如果你一辈子没有经历过爱情，

这一辈子没有一个人真正地爱过你，

你也没有真正地去爱过一个人，

回首一生，

你会觉得很痛苦，很空虚，很遗憾，很失落。

你所得到的那些钱、权、名，

都是身外之物，

你没有得到真正的快乐。

而你一旦经历了爱情，

就会觉得，

跟其他一切相比，

这才是最快乐的。

■ 爱情的面目

我们在现实生活中，切切实实感受到的爱情是什么呢？
应当说是一种夸大对象的美好程度的激情，
而只要激情变为长久的人际关系，
激情就不得不回归为柔情，
被夸大的对象也不得不回归本来面目，
而这最初的和粗糙的真实当中必定包含了很多不那么美好，
甚至是丑陋的细节。

■ 爱像向日葵

爱情就是一朵灵魂之花，它最需要丰富的养料。
灵魂干瘪的人不会爱，也很少有机会被爱。
爱情就像花朵中的向日葵。

■ 爱的伟大

爱情的伟大之处也在于

它一般总是处于美好与痛苦之间、拒绝与同意之间。

当一方产生激情时，

对方同意就快乐，对方拒绝就痛苦。

而真正的伟大之处在爱情发生时就已存在。

它若即若离，若隐若现，若真若幻。

当人陷入爱情时，

心地纯净，

精神亢奋，

意趣高远，

远离现实生活的琐碎与平庸。

这就是爱情的伟大之处。

■ 情人眼里出西施

弗洛伊德多次讲到，爱情是对对方的高估。

中国更有句古谚语：情人眼里出西施。

就是这个意思。

凡是能出现在古谚中的，必是千百万人的实践经验。

当激情发生时，看对方一切都好，美不胜收，

其实在他人眼中，

他不过是个普通人而已，并没有什么太特殊的。

最令人百思不得其解的是，

即使心里明白这个道理，激情仍在，高估仍在。

既像是故意为之，又像是身不由己。

■ 心灵感应

我相信，
在这世界上每天发生的无数次爱情当中，
多数都得不到回应，只有少数能够得到回应。
人们所说的"缘分"，
当然也包括那些世俗的因素，
但更主要的还是那种只可意会不可言传的心灵感应。

■ 我理解的爱情

我对爱情的理解是，
它是一种两个人情投意合、心心相印的感觉，
是一种两个人合二为一的冲动。
倒也不是什么神秘的东西，
很大程度上就是这么一种冲动的感觉。
而且这种爱情的冲动，
是人际关系吸引中最强烈的一种形式，

是一个人对另一个人产生的最高级别的，
具有浪漫色彩的情感。

■ 精神之爱

精神之爱可以无限纯净，
无限激昂，无限完美，
是你能想到和做到的极致。
只要沾了物质，沾了现实，沾了身体，
就无法有这样的完美。
精神之爱其实是最可宝贵的，
也是沉闷人生的一朵奇葩。

■ 歇斯底里

凡是想透了生命价值这件事的人都会最终想明白，
生命是无意义的，
就像大自然中的所有动物、植物、有机物、无机物一样，
它的存在仅仅就是存在而已，对于宇宙并无意义。
因此，所有的激情都带着一点点可笑的成分，

比如说爱得死去活来在当事人看来是没有办法的事，
在旁人看来就像歇斯底里。

■ 判若两人

当激情的爱发生之时，被爱的人的可爱之处被剧烈地夸大，
以致在有爱和没爱的两个人眼中的同一个对象会是如此不同，
判若两人。

■ 陷入情网

所有陷入情网的人，爱的都不是真实的对象，
而是自己心目中虚构的对象，是自己的感觉本身。

■ 一人爱两人

有好多人说，一辈子人得到的真爱只能是一次，

但是我觉得，从我的经历来说，
人完全可以一次又一次地爱上别人，
这个是很可能的。

■ 受伤

只要爱，就会受伤。
或因为无法实现，或因为最终的离别。
既然如此，就安之若素。
宁肯受伤，也不放弃。

■ 双刃剑

爱情是激情，
比亲情和友情要强烈许多，
但是也正因为其强烈，
它对对象的要求最多，要求回应，要求回报，要求付出，
一旦要求受挫或者哪怕仅仅是强烈程度的不同，
一深一浅，一强一弱，一浓一淡，
就会造成大量的折磨和痛苦。

所以爱情是一把双刃剑，
它付出得最多，也收获得最多，
它造成最大的快乐，也造成最大的痛苦。

■ 负担

人必须是独立支撑的，才能有美好的爱情。
无论是物质上还是精神上的依赖，
都会损毁爱情关系，
使之从轻盈的美好，变成沉重的负担。

■ 一视同仁

对所有的爱都一视同仁，
无论是同性还是异性，无论是同龄还是跨代。
其实，所有的爱情，
只要是存在的就是合理的；
只要是发生了就是美好的。
爱情一旦发生了，
它就是正当的，

它就是理直气壮的，
它就是值得赞美、值得肯定的。

■ 门槛

拒绝交往很多人，
这是人生幸福的一个重要抉择。
好处一是省时省力省心，
二是可以享受到真正的亲密关系带来的单纯快乐。
交友一定要提高门槛，
否则会浪费时间，浪费生命，浪费情感。

■ 倾诉

所谓灵魂伴侣就是一个可以向他倾诉的人，
是一个时时想向他倾诉的人，
是一个对你的倾诉能够做出回应的人。

■ 直取核心

人在这个世界上生活，应当有一个直取核心的态度。

在世上万千事物中只要那个最实在的东西：

吃东西就吃自己最喜欢的，住房子就住那个最舒适的，

交朋友就交那个一起待着最舒服的，恋爱就爱那个动了心的。

直取核心的态度就是一种实实在在的态度，

要活就活个实实在在，真真切切，真哭真笑，真苦真甜。

绝不在虚头巴脑的事情上浪费生命。

■ 没安全感

因为害怕被噎到就不吃东西，

因为害怕分手就不去恋爱。

爱上了一个人，

就勇往直前去追求，

最坏的结果就是他拒绝了你，

或者在跟你相处十几年之后跟你分手。

那种情况万一发生了，

那就勇敢地去面对，

总是强过你因为害怕将来出现这种事，

而根本没有尝试和享受到这段感情。

■ 不自由

人的自由，来自肉身的独立和精神的独立。
最典型的不自由状态是奴役状态和监禁状态。
人身为奴隶，或者身为囚徒，丧失了人身自由，
不可以做自己想做的事情，去自己想去的地方，
过自己想过的生活。
社会的规训也是一种变相的奴役和监禁，
自觉或不自觉的遵从使人部分地丧失自由。

■ 随心所欲

愿终生随心所欲，
不为自己划定任何价值观的牢房，
想爱谁爱谁，
想跟谁在一起就跟谁在一起，
想怎么定义自己的人际关系就怎么定义，
哪怕它完全不可归类，完全违反习俗。
只要出于自己内心的需求和渴望，就一定是美好的，
至少是适合自己的。
只需要一点真诚，一点勇气，就可以获得自由。

■ 依赖

与物质上的依赖相比，人际关系的依赖更偏重情感。
如果人依赖亲人，依赖友人，依赖爱人，
不但会在失去这些依赖对象时陷入痛苦，
而且会在仍然能依赖对方时成为对方的负担，
导致不堪重负，导致厌倦，
甚至导致对方断绝关系的冲动。
与此同时，也损伤了自身人格尊严的完整，
导致自身的烦恼、失落和痛苦。
这种依赖他人的人很难感受到，
独立支撑的人所常常感受到的自足、完满和自信。

■ 无可名状

真正美好的情感是罕见的，
充满激情的，
纯粹的，
超凡脱俗的，
有时是不典型的，
不可归类的，
无可名状的。

■ 常轨

只有溢出常规的事才刺激，
循规蹈矩的事情总是平淡无奇的。
爱情就常常溢出常轨。

■ 突如其来

当爱情突如其来之时，人像遭遇了一场自然灾害，手足无措。
其中痛苦有之，欢乐有之。
以苦为主还是以乐为主不可预测。

■ 激情之爱

激情之爱有时显得惊悚，
但其实它很安全，
因为它是完全无私忘我的，
绝不会给对方带来一丝一毫的不快，
更不必说伤害。

■ 斗争

很多的亲密关系中有隐蔽的斗争，
谁多谁少，谁上谁下，谁主谁从。
我喜欢的关系不是斗争的，
而是和谐的，一往情深的。

■ 贬低

恋爱中人会不由自主地贬低自己，
因为他／她的心变得柔软、脆弱，很容易受伤。

■ 单恋

人生在世，游戏最有趣；
游戏当中，爱情游戏最有趣；
爱情游戏当中，单恋最有趣。

■ 莫名

爱情是一个灵魂对另一个灵魂感到的莫名吸引，
是一个身体对另一个身体感到的接触冲动。

■ 挑衅

爱原本是私密的、细微的、柔软的一点个人的感觉，
却挑衅了所有的社会规则和社会习俗——
年龄、礼俗、法律、亲密关系——
在众目睽睽之下。

■ 魔鬼

有人说爱情是魔鬼，
想来一是指其状似疯魔，完全陷入非理性；
二是指其感观夸张美化，处于幻觉之中，
对自己和对象的感观全都失真；
三是指其沉溺纠缠，无法自拔。

■ 表达

愿意过自由奔放的生活，
并不压抑自己心中的冲动。
人对人产生爱意是世间不多见的事情，
不应当压抑，
而应当让它自由地表达，自由地宣泄。

■ 理直气壮

爱是最理直气壮的一件事，
既不受现实关系的约束，也不受道德准则的压抑。
能否得到回应是另一回事，
单恋难道不是更加理直气壮的吗？

■ 跨界

对爱情、亲情和友情的严格界定不过是人的自我规训而已，
在现实的亲密关系中完全可以有跨界关系的可能。

■ 情欲

爱情对大多数人来说就是从肉欲中生发出来的情欲。
也许有少数人的爱情更偏重情欲，
情欲甚至超过了肉欲。

■ 涉险

偷偷地爱，
在一般浪漫爱情之外，
别有一番涉险的乐趣。

■ 瑕疵

只有双方都感觉舒服的关系才是最好的，最持久的。
只要有一方强加于人，令对方感觉勉为其难，
这段关系就有瑕疵，
就不完美。

■ 执念

爱情有时表现为执念，渴望实现，缠绵悱恻。
一方面无比脆弱，容易受伤；
另一方面又无比坚韧，百折不挠。

■ 远远欣赏

爱情有时是一种远远欣赏的态度。
你认识这个灵魂，你爱这个灵魂，
而他也知道你爱他。

■ 遥望

所有的事物都是遥望美于近观。
遥望时有云霭制造诗意，有想象增强美感。
这些是近观时所缺乏的。
因此，
柏拉图式的爱情总是比现实中的夫妻显得更加美好。

■ 失常

激情状态应当属于失常状态，
人在生命的绝大多数时间都是平静、清醒、正常的。
爱情的迸发就是典型的失常状态。

■ 纠缠

所谓爱情其实就是灵魂的纠缠，
在众多平平淡淡不发生关联的灵魂之中，
有两个灵魂发生了纠缠。

■ 不可归类

喜欢不可归类的关系，
爱情、友情、亲情杂糅的关系，
去掉了三情中平庸的一面，撷取三情中的精华。
这才是最不落俗套、最轻松舒适的关系。

■ 受虐心理

受虐心理有时来自极致的爱，
是一种绝对屈从、绝对投降、绝对归属的感觉。
死心塌地和一往情深是一回事。

■ 奇妙

愿意沉浸在奇妙而诡异的情感之中，
享受其中的惊喜、快意和滋味。

■ 迷恋

迷恋在外人看是不可解的，奇怪的，丧失理智的，
甚至是有点可笑的。
但它给当事人带来的感觉是无与伦比的，
不可言说的，
无可替代的。

■ 杂质

能永远保持纯粹、美好、欢乐的关系，
唯有在精神领域中。
一旦降低到肉身，
就难免有了杂质。

■ 肆意

激情之爱是肆意纵情的，无遮无拦的，
人只能在它的裹挟之下随波逐流，
要想阻挡它，
只是徒劳无功。
所以不如享用它，
随遇而安。

■ 痴迷

没有想到爱的痴迷可以如此长久，

唯一的解释是可望而不可即。

■ 叩问

爱情就是叩问另一个灵魂。
有时这叩问可以得到回复，
有时却得不到。

■ 适当放弃

爱是激情中的激情，
所以是激情最经典的表现方式。
对其他事情人也会产生激情，
但是都比不上陷入爱情。
而我们如果跳出来从旁冷静观察一桩爱情，
把它放在时间的长河中和浩瀚的宇宙中，
就会发觉其中的疯狂之处。
它完全是理性的迷失，
是一种微醺的醉酒状态。
如果恋爱是成功的还好，

如果是失败的，
它会对人造成极大的折磨和困扰。
因此可以说，
激情是人生的困扰。
应当在适当的时候放弃激情。

■ 徜徉

恋爱是最适合人生存的状态，
是最令人心旷神怡的状态，
是最健康愉悦的状态。
愿终生在爱中徜徉。

■ 不敢想象

爱使得生活变得可过、可爱，
不敢想象没有爱的生活，
那样的生活是多么空虚无聊啊。

■今日，宜爱

时间如流水，静静地从我们身上淌过。

你问我什么是爱，

也许就是阳光透过水面射来的那道金色的光芒。

那是爱在我们身上留下的一道光彩，

那是生命的黄金时代。

每当有人开口说爱的时候，

世界，就会变得可爱一点儿。

爱，让懵懂的人醒来；

望见明净、希望和勇气。

爱，像一份厚礼：在现实沉重时轻盈，在人生虚弱时贵重。

它可怜不会爱的人，

它宽容千奇百怪的命运，

它成全黑夜里两个相望的灵魂。

我们在爱之中生存。

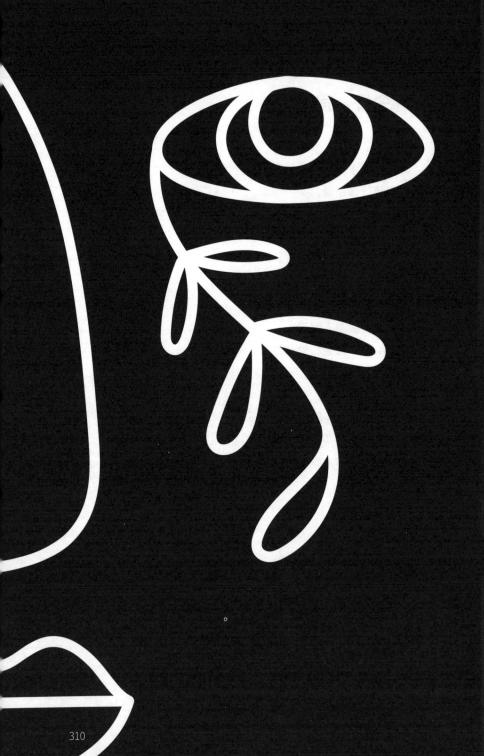

婚姻·两个人的修行

■"剩男剩女"

总有人问我对"剩男剩女"有什么样的规劝，
我的规劝是两句话：
第一，如果你很想结婚，那就不一定非要等到爱情不可，
跟一个仅是肉体上的朋友或者仅是精神上的朋友结婚也无不可；
第二，如果你并不是很想结婚，而且一定要等待爱情，
那你内心要足够强大，
要做好终身独身的准备，
因为爱情发生的概率并不太高。

■配对

在婚姻满意度所有的影响因素分析中，
数性别区分有意思：
男人对婚姻的满意度高于女性。
这至少说明，
中国人的择偶模式已经不再是 A 男找 B 女，
而变成 A 男找 A 女了，
甚至已经出现了 B 男找 A 女的情况。

■ 找到自我

对于女性如何在婚后保持自我这样一个问题，
我给出的建议是，
你首先要找到自我，
要有自己独立的事业，
而不是只想着"嫁汉嫁汉，穿衣吃饭"，
这种想法太古老了。
女性一定要有独立的经济来源，
离开男人也能吃上饭。
有了自己独立的收入，
才能与男人人格平等，不用事事看男人脸色。
如果钱全靠男方挣，
他一定会认为女方吃他的花他的，他就有权管女方的事。

■ 独立

人要想爱一个人，
首先自己必须是一个独立的人。
有独立的思想，独立的灵魂，独立的人格。
所以在大多数传统婚姻中并没有爱。

■ 不孤独

无论怎么说，
人生在世总是惧怕孤独的，
有另一个灵魂与自己相知相恋，
会感觉到不那么孤独，
与这个世界有了一种比较紧密的联系。

■ 非理性

其实在亲密关系上的失败，
也许仅仅因为你没有碰上合适的人。
谈恋爱这件事情，
它不是战场，也不是商场。
在战场上，你打仗是有输有赢的，对方赢了，你就失败了；
在商场上，别人赚钱了，你破产了，你失败了。
而失恋呢，它不是因为你不够优秀，
有时候仅仅是因为你没碰上合适的人。
你足够优秀，
但别人就是不喜欢你的性格，
或者是你们俩没有碰出火花。
因为恋爱它是有非理性的因素的，牵涉到感情的问题。

■ 沉迷感情

对于大多数女性来说，
与男性的理性相比，她们还是更多地沉溺于情感之中的。
但两性情感模式的这种区别不该归因于生理的，
自然而然的，无法改变的，
而应该更多归因于社会的、文化的、历史的，
是被长达数千年的历史、社会和文化建构起来的。
话说回来，沉溺于情感和眷恋之中也没有什么不好，
虽然有快乐也有痛苦，
但感觉至少不是绝对的孤独，
比理性的男人们活得更加有滋有味，
更加缠绵悱恻，更加充满激情。

■ 两性相处

如果把自己的情绪系在他人的情绪之上，
那就是把自己的生活完全缀在别人的衣襟之上，
对方会不堪重负，自己也会陷入沮丧和不快。
因为你快乐时他不见得快乐，你痛苦时他不见得痛苦，
放纵自己的情绪而受他人情绪影响是最痛苦的事情，
是一个独立于天地间的人不应让自己陷进去的糟糕境地。

■ 真正的幸福

希望所有的年轻人能在择偶的时候更加看重爱情，看重情感，
把婚姻建立在感情之上，
而不是仅仅嫁给钱，或者仅仅为了传宗接代，
那样的话，容易使自己陷入不幸的婚姻，
并不能得到真正的幸福和快乐。

■ 享受生活

人生中大多数时间是用来忍受的，
只有少数时间是用来享受的。
一个幸福的人，
是与别人相比更多享受，更少忍受生活的人。

■ 婚姻

婚姻这个东西，最重要的是自己的感觉。
如果看过一些关于生命哲学的书，

你会发现感情中最珍贵的，
其实是两个人一起经历的喜怒哀乐和温暖的感觉。
不是也有人说"幸福是一种能力"吗？
最终你们的婚姻是不是美满，
可能真的跟外在的条件、物质都无关，
而是取决于你有没有足够的感受力去捕捉属于自己的幸福时刻。

■ 契约

婚姻实际上也是一份契约，
是两个人要把亲密关系长期维持下去的约定。

■ 解约

结婚是缔约，离婚是解约。
就像商业契约一样，
这份契约失效了，这笔生意没有做成，
仅此而已，
不能认为它就是你生命中的一个污点。

■注重感情

整个社会都渐渐加重感情在婚姻中所占的比例，
争取把它变成结婚的全部原因，
使得男女双方可以不考虑物质条件，
这是最理想的状态。

■用心经营

在人的众多关系当中，
最有趣的还是亲密关系，
它能为人带来温暖和喜悦。
因此，
夫妻要用心经营婚姻。

■金钱

金钱还是像市场经济那只看不见的手，
在后面操纵着婚姻。

人们并不是明确地说，

我们看重的就是钱。

但是贫富的比较，

有钱没钱，

钱多钱少，

择偶的标准大多还是被婚姻市场上的经济因素所决定。

■ 问题

有些人恋爱谈得好好的，

一到柴米油盐的阶段问题就暴露出来了。

■ 正相关

有社会调查表明，

在处于温饱线下时，

夫妻的幸福感与经济条件的改善是有正相关关系的，

即越穷越不幸福，

越富越幸福。

■ 压力

中国社会是一个家庭本位的社会，
与西方那种个人本位的社会差异甚巨。
所以中国社会与西方社会相比，
结婚的压力更大，
结婚的实践更普遍，
很少有人能够对抗这种强大的社会心理压力。

■ 受约束

婚姻的确是对人的一种约束，
但在高境界的婚姻中，
受约束是出于自愿的。
虽然你们缔结了婚姻关系，
但他还是一个人格完整的个人，
是一个自由的人，
他受束缚完全出于自愿，
并不是对自己本性的单纯压抑。

■ 消亡

婚姻制度不一定会完全消亡，
可能会与其他亲密关系模式多元共存。

■ 变

人总是人，不是神。
企望把人变成神是愚蠢的；
要求普通人成为神是虚伪的、残忍的，
只能使人变成伪君子和假道学。

■ 双赢

在人类所有的活动中，
无论是政治的、经济的还是军事的活动，
都是一种零和游戏，
唯独性爱是双赢的，
可以为双方带来快乐。

■ 要快乐

人不可以使自己陷入虚伪的生活，
否则，生活将成为酷刑，没有快乐。

■ 光明

到了一个更光明的时刻，
到了世界成熟的时候，
到了天国降临的时候，
必将显现出一种新的真理，
使人得以在双方幸福的更坚实的基础上，
建立起男人与女人的全部的关系。

■ 理想夫妻关系

在我看来，
理想的婚姻可以分为两个层次，
第一个是相对低层次的，

也就是人们常说的，

两个人要能够"吃到一块儿，睡到一块儿，玩到一块儿"。

饮食男女，人之大欲存焉。

在理想的婚姻关系里，

两个人在最基本的人性欲望上应该是能够契合的。

高层次的理想婚姻可以概括为三个要素。

第一，男女双方应该各自有独立的事业。

第二，夫妻俩都应该有独立的经济来源。

第三，在理想的婚姻中，夫妻的人格应当是平等的，

不能无论大事小情都以男人为主女人为辅，

或者女人决定服从男人，

无论男尊女卑还是女尊男卑都不是人格平等，

不是理想的夫妻关系。

■ 理想婚姻

理想婚姻模式应当是夫妻双方有独立的事业，

有独立的经济来源，

人格完全平等，

这样的家庭才更容易幸福。